主动健康与康复丛书

心脏病
家庭康复

丛书主编　燕铁斌
主　　编　欧海宁
副主编　张国林　王翔

电子工业出版社
Publishing House of Electronics Industry
北京·BEIJING

未经许可，不得以任何方式复制或抄袭本书之部分或全部内容。
版权所有，侵权必究。

图书在版编目（CIP）数据

心脏病家庭康复 / 欧海宁主编 . —北京：电子工业出版社，2021.11
（主动健康与康复丛书）
ISBN 978-7-121-42246-1

Ⅰ．①心… Ⅱ．①欧… Ⅲ．①心脏病－康复 Ⅳ．① R541.09

中国版本图书馆 CIP 数据核字（2021）第 217212 号

责任编辑：崔宝莹
印　　刷：天津千鹤文化传播有限公司
装　　订：天津千鹤文化传播有限公司
出版发行：电子工业出版社
　　　　　北京市海淀区万寿路 173 信箱　　邮编：100036
开　　本：720×1000　1/16　印张：16　字数：258 千字
版　　次：2021 年 11 月第 1 版
印　　次：2021 年 11 月第 1 次印刷
定　　价：96.00 元

凡所购买电子工业出版社图书有缺损问题，请向购买书店调换。若书店售缺，请与本社发行部联系，联系及邮购电话：（010）88254888，88258888。
质量投诉请发邮件至 zlts@phei.com.cn，盗版侵权举报请发邮件至 dbqq@phei.com.cn。
本书咨询联系方式：QQ 250115680。

主动健康与康复丛书

《心脏病家庭康复》
编委会名单

主　编　欧海宁
副主编　张国林　王　翔
编　委　（以姓氏笔画为序）
　　　　　　王　翔（江苏省人民医院）
　　　　　　刘　智（广东省人民医院）
　　　　　　李　梅（广州医科大学附属第五医院）
　　　　　　张国林（广东省人民医院）
　　　　　　陈贤元（广东省人民医院）
　　　　　　陈翠玲（广州医科大学附属第五医院）
　　　　　　欧海宁（广州医科大学附属第五医院）
　　　　　　周凯欣（广东省中医院）
　　　　　　侯玲英（广州医科大学附属第五医院）
　　　　　　郭丽娜（广东省中医院）
　　　　　　程开春（广州市黄埔区委宣传部）
　　　　　　谢海霞（广东省人民医院）
　　　　　　詹惠敏（广东省人民医院）
绘　图　庞晓龙

健康是人生最大的财富。

健康最基本的要求是脏器无疾病，身体形态发育良好，体形匀称，人体各系统具有良好的生理功能，有较强的身体活动能力和劳动能力。现在，健康的涵义更为广泛，包括躯体健康、心理健康、社会健康等诸多方面。

国家发布的《"健康中国2030"规划纲要》提到："健康是促进人的全面发展的必然要求，是经济社会发展的基础条件。实现国民健康长寿，是国家富强、民族振兴的重要标志，也是全国各族人民的共同愿望。"由此可见，国家对国民健康的重视程度。没有全民健康，就没有全面小康。目前的"以疾病治疗为中心"的被动医疗模式，难以解决人的健康问题，也不可持续。实现由以疾病治疗为中心向以促进健康为中心的主动健康模式的转变，已经成为当下健康管理的重要任务。

主动健康，就是主动获得持续的健康能力、拥有健康完美的生活品质和良好的社会适应能力。其倡导的是主动发现、科学评估、积极调整、促进健康的理念。主动健康，首先意味着每个家庭、每个国民都要对自己的健康负责；意味着广大医务工作者要以人民健康为中心，开展医学研究，提高临床工作的能力，关注生命全周期、健康全过程；意味着政府及相关部门要把健康融入万策，有效实施健康影响因素评估，为健康中国战略奠定坚实的基础。

在这样的大背景下，"主动健康与康复丛书"应运而生。本套丛书从临床常见病、多发病入手，通过简洁明了的疾病描述，详细生动的指导措施，使读者在轻松阅读间就普及了主动健康与康复的理念；同时，还可以根据书中提供的内容快速掌握适合自己病情的康复和预防方法。

希望本套丛书的出版，能推动主动健康先进理念的推广，为推进健康中国的建设、营建和谐社会做出贡献。

故乐之为序。

美国医学科学院外籍院士
南京医科大学第一附属医院康复医学中心主任

2021年夏

健康是每个人穷尽一生所追求的目标,人活着就是希望自己能健康、快乐地享受生活!

根据《世界卫生组织宪章》中的定义:"人的健康并非是指有没有疾病或不虚弱,而是指个体自身的躯体、精神与社会处于一种完美和谐的状态"。基于此,我们今天关注的健康应该包括生理健康、心理健康和良好的社会适应能力,且构建这种完美和谐的状态应该是个体可以主动参与的一个充满变化的过程。"主动健康"是在国家提出《"健康中国2030"规划纲要》后医学界频频出现的一个充满正能量的词汇。对普通大众来说,"主动健康"就是主动获得持续健康、拥有健康完美的生活和良好的社会适应能力。

"主动健康"是针对"被动健康"或"被动医学"而言的。"被动医学"或被称为"对抗医学",它忽视了人体的自我修复和主动参与的能力,它是以个体的病灶为攻击目标,倾向于通过药物或者手术对抗、压制、切割和消除这些现象,过于追求疾病的缓解或者各项生理指标的正常,而忽略了个体作为一个整体的功能价值。因此,"主动健康"不仅适合健康人群,同样也适合患有各种疾病的人群。从生命走过的时间长轴来看,如果说以预防和治疗疾病为主的现代医学是推动生命向"右"发展,那么以自我管理和积极参与为中心的"主动健康"则是推动生命向"左"发展的一个全新的医学模式。

我的健康我做主!我的健康我管理!

为了顺应国际医疗保健趋势,将主动健康和健康管理的基本知识和方法传授给公众，在电子工业出版社的积极策划下，我们组织了国内一批从事健康管理和临床康复的专家，编写了这套"主动健康与康复丛书"。本套丛书的编写宗旨一是普及主动健康与康复理念，让患者及其家属能比较容易地找到适合自己病情的康复方法；二是介绍一些常用的可以在社区及家庭开展的适宜康复技术，方便患者及其家属在社区和家庭开展自我康复，实现主动参与健康管理的目标。

"健康管理"或称"管理健康"（Managed Care）这个概念，是20世纪50年代末在美国被提出的。在中国，"健康管理"是以现代健康的概念（生理、心理和社会适应能力）和全新的医学模式（生理－心理－社会）以及祖国医学（中医）治未病的理念为指导，以现代医学和现代管理学的理论、技术、方法为干预手段，对健康状况及其影响因素全面评估、有效干预，其目的是用最小的投入获取最大的健康效益。因此，"主动健康"的核心就是"健康管理"。

"十三五规划"之后，国家提出了建设"大健康"的构想，大力推动人民群众健康从被动医疗转向主动健康管理。随着国内经济的发展、全民医疗的实现，以及慢性病、老年人口的增加，康复对象不断增多，康复市场不断拓展。党和各级政府对康复的重视，进一步推动了国内康复的全面提速发展。此外，分级诊疗模式下的医院－社区－居家康复一体化的出现，使得康复理念已经开始从医院延伸到社区、家庭。患者及其家属越来越不满足于传统的院内康复，渴望能了解康复、参与康复。因此，"主动健康与康复丛书"的出版顺应了社会的发展和需求。

"主动健康与康复丛书"的顶层设计采取开放式的编写模式，即根据普通大众和患者及其家属的需求以及市场反馈不断增加新的分册。每一分册针对某一种（类）疾病的家庭康复，希望每一分册都能成为一个独立的家庭康复医生。书的内容力求文字简洁，通俗易懂，贴近大众。为了方便家庭使用，每一分册还充分利用了多媒体资源，尽可能配了一些简单易学的插图和小视频。

承蒙参与本套丛书的各位专家和出版社的信任，让我担任"主动健康与康复丛书"的总主编，定当不负韶华，只争朝夕；也感谢南京医科大学第一附属医院康复医学中心主任、美国医学科学院外籍院士励建安教授欣然为本书做序，为本套丛书锦上添花！

中国康复医学会副会长
广东省康复医学会名誉会长
中山大学康复治疗学系副主任

2021年夏于广州

前言 FOREWORD

心血管疾病（俗称心脏病）是人类健康的三大杀手之一。发病率高，致死率高，慢性心脏病的病程也很长。心脏病的治疗不仅仅是在医院的"搭桥手术""放支架手术"，更重要的是出院后对疾病的全程管理。心脏病患者在家里如何遵从医嘱、自我管理，是提高患者生活质量、避免疾病复发和恶化、促进心脏康复的重要因素。

我们团队长期从事心脏康复，编写本书是为了帮助患者了解心脏疾病，增加心脏康复的知识，在日常的生活中管理好自己的疾病，促进身体功能的恢复，改善生活质量。我们根据最新的专业知识和临床规范，借鉴祖国传统医学的精髓，用通俗、易懂的语言把各类心脏疾病康复的要点传递给大家，强调心脏康复的策略及在家里可以进行的康复技术。该书是一本实用、有效的心脏病家庭康复指导书籍，期待这本书能真正帮助心脏病患者和家属。

感谢在编写过程中给予我们帮助的专家、同行！恳请广大读者多提宝贵意见，在此致以真诚的感谢！

2021年7月

目录 CONTENTS

Part 1 敞开心扉，一起谈"心"

1. 让我们一起谈谈"心" / 002
2. 心脏是这样工作的，很神奇吧 / 003
3. 让我们一起看看心脏内部的构造 / 004
   - 心脏的两房两室：心房、心室和间隔 / 005
   - 心脏里的阀门：心脏瓣膜 / 005
   - 心脏自己的营养供应管道：冠状动脉 / 006
4. 您分得清脉搏和心率吗 / 006
   - 心率 / 007
   - 心律 / 007
   - 脉搏 / 008
5. 什么是血压 / 009

Part 2 冠心病家庭康复的秘笈在这里

1. 人老了，病来了，动脉粥样硬化是什么 / 012
   - 什么是动脉粥样硬化 / 013
   - 用"心"聆听：什么原因会造成动脉粥样硬化 / 013
   - 警惕，动脉粥样硬化原来这么可怕 / 015
   - 如何预防动脉粥样硬化？我们知道的都在这里 / 016

2. 冠心病的"八大杀手",您害怕吗 / 016

"沉默杀手"——吸烟 / 016

"无声杀手"——高血压 / 018

"坏胆杀手"——血脂异常 / 019

"富贵杀手"——糖尿病 / 020

"体质杀手"——肥胖 / 023

"惰性杀手"——缺乏运动 / 024

"心境杀手"——抑郁和焦虑 / 024

"时光杀手"——年龄和家族史 / 025

3. 您知道冠心病有哪些症状吗 / 026

4. 冠心病怎么办?怎么治疗 / 028

爱自己,要从改变不良的生活方式开始 / 028

日常如何控制冠心病的危险因素 / 029

治疗冠心病的药物,一张表就搞定了 / 031

支架植入术常见疑问最全讲解 / 032

冠状动脉搭桥手术原来是这么做的 / 033

心脏康复的运动处方——运动疗法 / 033

5. 您会正确"吃药"吗 / 034

用药"姿势"有讲究,您知道吗 / 035

药物的副作用 / 037

6. 放了支架,搭了桥,还需要养路和护路吗 / 038

支架/搭桥能解决什么问题 / 038

如何养护好冠状动脉这条"路" / 038

养路和护路的措施 / 039

7. 您了解您心脏的运动能力吗 / 040

运动时心脏和血管的反应 / 040

常用的测试方法 / 040

给自己的心脏打分吧 / 044

8. 得了冠心病，仍然要运动 / 046

运动对心脏益处很大，您知道吗 / 046

冠心病患者不宜运动？当然不是 / 047

什么情况下运动不安全 / 050

哪些运动适合心脏病患者 / 051

运动，要持之以恒 / 054

不看完这些注意事项，您怎敢出去运动 / 055

9. 重回"心"生，别让"冠心病"圈住你的生活 / 056

做好心脏康复，降低心脏病"返修率" / 056

与您的医生讨论工作能力 / 058

提高运动耐量，过上更积极的生活 / 059

10. 居家生活要舒适，更要安全 / 060

睡眠 / 060

洗澡 / 061

如厕 / 062

季节变更 / 062

出游 / 063

应急 / 064

11. 请把您的负面情绪调成"静音" / 067

识别自己的不良情绪 / 068

自我调整 / 069

寻求专业的帮助 / 069

12. 患者随访有多重要？可能是生与死的差别 / 070

定期随访的重要性 / 070

需要定期检查哪些项目 / 070

需要向医生反馈的症状和体征 / 072

Part 3 心衰！心衰！看一遍能记一辈子

1. 原来心力衰竭是这么回事 / 076

心力衰竭常见吗 / 076

什么是心力衰竭 / 077

什么原因会导致心力衰竭 / 077

哪些因素会诱发心力衰竭呢 / 079

心力衰竭有哪几种类型 / 081

心力衰竭跟肿瘤一样分期吗 / 082

2. 凭什么说我得了心力衰竭 / 084

有这些症状，可能是心衰 / 084

为什么会出现这些症状 / 085

急性心力衰竭来势汹汹 / 087

慢性心力衰竭不可怠慢 / 088

发现心衰有妙招 / 090

3. 别"伤心"，这样可以治心衰 / 090

治疗原发病 / 090

为心脏减轻负担 / 091

"黄金三角"让心脏"跑"得远一点 / 093

新型药物——播种希望的种子 / 094

电生理治疗——让您衰竭的心同步在线 / 095

手术救"活"了他的心 / 096

当自己的管家 / 098

4. 心动力？让人"心"可测 / 102

运动时心脏和血管的反应 / 103

心衰时运动反应正常吗 / 105

测测您的心脏是否还年轻 / 106

给自己的心脏打分吧 / 109

5. 听医生的话，心力衰竭患者一样能运动 / 110

坚持运动，能给心脏带来什么好处 / 111

心力衰竭患者该如何安全有效地进行运动？看看医生怎么说 / 112

什么情况下运动不安全 / 123

心衰患者日常活动安全吗 / 126

持之以恒地运动 / 129

6. 患者还能重返工作？对！能重返工作 / 131

提高运动耐量，过上更积极的生活 / 132

心脏病患者还能有性生活吗 / 132

7. 心力衰竭经受不起任何"万一" / 134

好好睡觉，您做到了吗 / 134

心力衰竭患者洗澡，您洗对了么 / 135

"如厕"是件大事 / 136

季节变更，是烦恼忧愁的时光 / 136

世界那么大，我想去看看 / 137

这些应急措施您要知道 / 137

8. 心情？心情？郁闷让您伤不起 / 138

别让不良情绪来敲"门" / 138

自我调整，成就自己的开始 / 139

从现在开始，用运动来对抗不良情绪 / 140

寻求帮助的路上，找对医生很重要 / 140

9. 医生，能给我留个微信号方便随诊吗 / 141

别大意，定期随诊很必要 / 141

来来来，这些项目需定期检查 / 142

这些反馈，有趣、有用 / 142

Part 4 心脏瓣膜病，康复不再是难题

1. 认识我们的心脏瓣膜 / 146

治病先懂病，了解心脏瓣膜 / 146

别不服老，您的心脏瓣膜敲警钟了 / 147

2. 关注您的心脏瓣膜，全方位了解瓣膜病 / 147

二尖瓣狭窄 / 147

二尖瓣关闭不全 / 148

主动脉瓣狭窄 / 148

主动脉瓣关闭不全 / 148

三尖瓣病变 / 148

3. 心脏那扇门关不上了咋办 / 149

内科治疗 / 149

什么情况下需要外科手术 / 149

介入手术 / 150

4. 抗凝药物，您用对了吗 / 151

什么时候需要"抗凝"治疗 / 151

如何开具抗凝药物处方 / 152

华法林过量或不足，导致 PT（INR）值不稳时有何风险 / 153

科普！饮食为什么会影响抗凝治疗 / 154

避免服用会相互作用的药物 / 154

居家安全 / 155

特殊情况 / 155

妊娠问题 / 155

重要提示 / 156

5. 手术后一定要随诊，原因、窍门都告诉您 / 157

出院后的第一次复诊 / 157

定期的复诊 / 157

6. 出院不是终点，只是康复的起点 / 158

出院后要怎么自我康复？散步可能是最好的运动方式 / 158

家庭康复该注意什么 / 159

让我们的生活更精彩！您需要了解这几个评估标准 / 159

提高身体运动能力，每周运动三次就可以了 / 160

7. 这些技能很重要，您学不学 / 164

伤口护理小指南 / 165

别再"吃饱了撑的"了，管住嘴很重要 / 165

心理疏导，治愈您对"心病"的焦虑 / 166

日常生活，绝对是您健康的真实写照 / 166

Part 5 先天性心脏病家庭康复

1. 您知道什么是先天性心脏病吗 / 170
走进小宝宝的心里面 / 170
心脏内部通道的发育特点 / 171
宝宝为什么会得先天性心脏病 / 172
宝宝有先天性心脏病吗？这些症状要小心，快找医生看一看 / 172

2. 一文说清都有哪些先心病 / 174
房间隔缺损 / 174
室间隔缺损 / 175
动脉导管未闭 / 176
法洛四联症 / 177

3. 先天性心脏病患者术后能运动吗 / 179
先天性心脏病患者术后运动有益处 / 179
运动前的评估非常重要 / 180

4. 先天性心脏病患者如何运动，很多人都忽视了 / 180
哪些运动适合先天性心脏病患者 / 180
什么情况下运动不安全 / 181
持之以恒地运动，提高运动耐力，过上更积极的生活 / 181

5. 得了先天性心脏病还能重返工作，过上积极的生活吗 / 182
正确评估心脏的工作能力 / 182
与您的专业医生团队讨论工作能力 / 183

6. 做好这些，心脏病不再是困扰 / 184
居家环境措施 / 184
饮食 / 185

个人卫生 / 186

　　情绪调整 / 186

　　出游和应急 / 186

7. 患者随诊很重要 / 187

　　定期随诊的重要性 / 187

　　需要定期检查哪些项目 / 187

　　需要向医生反馈的症状和体征 / 188

Part 6 给心脏病患者一本营养『护照』

1. 这才是医生心目中的"饮食清淡" / 190

　　脂肪和胆固醇 / 191

　　碳水化合物和膳食纤维 / 194

　　矿物质 / 196

　　烟酒 / 197

2. 吃对了，不吃药！心脏病的饮食原则 / 198

　　冠心病 / 198

　　心力衰竭 / 200

　　先天性心脏病 / 202

　　心脏瓣膜病 / 204

3. 油腻了？心脏病患者家庭饮食 / 205

　　控制总能量，维持理想体重 / 205

　　控制脂肪与胆固醇摄入 / 207

　　合理选择主食，提倡粗细粮搭配 / 208

　　多吃蔬菜和水果 / 208

　　减少盐摄入 / 209

　　养成良好的饮食习惯 / 210

4. 今天您的热量超标了吗 / 210

5. 中医食疗 / 216

　　心血瘀阻 / 216

　　心肾阳虚 / 217

　　心肾阴虚 / 218

　　气阴两虚 / 219

　　痰浊闭阻 / 220

　　气滞血瘀 / 221

Part 7 "小鹿乱撞",心脏病患者性生活怎么办

1. 幸福的婚姻要会"爱" / 228

2. 科学地享受性生活 / 229

参考文献 / 231

Part 1

敞开心扉,一起谈「心」

1. 让我们一起谈谈"心"
2. 心脏是这样工作的,很神奇吧
3. 让我们一起看看心脏内部的构造
4. 您分得清脉搏和心率吗
5. 什么是血压

1 让我们一起谈谈"心"

把手放在胸口,或者手指触摸脉搏的时候,我们能感受到有一股动力随着心跳在身体里面源源不断地涌动。

对,这就是我们身体里面的发动机——心脏。心脏始终有节奏而强有力地搏动,驱动着血液不停地循环,把氧气和营养物质通过动脉血管供应给身体的每一个器官乃至每一个细胞,使我们的身体充满活力;同时通过静脉血管回收身体各个组织用过的代谢废物,使身体的内环境保持正常的功能。

在人的一生中,心脏大约要持续不断地跳动25亿~30亿次,生命赋予它的使命,就是一直作为跳动的"泵"来为身体提供动力源泉,使身体健康发育,保持正常的体温,维持整个身体系统的运作。

Part 1 敞开心扉,一起谈"心"

心脏是这样工作的,很神奇吧

我们身体里的这台"超级发动机",是一个任劳任怨的劳模,可以24小时不休,365天不停。它有一个可以自动调节快慢的智能节律系统:总司令部——窦房结:负责发出跳动指令的心电信号;军队——心肌细胞:通过传导束规律地接收心电信号。

心脏不累吗?原来,心脏也会劳逸结合。在心脏的每一次跳动中,收缩才是在工作,而舒张则是在休息。心脏每搏动一次约需0.8秒,其中收缩只占0.3秒,舒张占0.5秒。

试问什么样的机器能连续这样不停地工作80年?甚至上百年不停歇?所以心脏被我们称为"劳模"是当之无愧的。

心脏和血液循环示意图

心脏最主要的工作是泵血！它是一个最完美、最高效的泵。心脏不停歇地跳动，驱动着全身血液循环。右心室将含氧量少而含二氧化碳较多的静脉血经肺动脉排放至肺泡周围的毛细血管网，在此与肺泡进行气体交换，即排放二氧化碳和摄取氧气，于是暗红色的肺动脉血变成鲜红色的肺静脉血，再经肺静脉注入左心房，然后至左心室泵出并输至全身动脉及各级分支，到达毛细血管进行物质与气体交换，血液变成了有很多组织代谢产物及较多二氧化碳的暗红色的静脉血，再经各级静脉，最后注入上、下腔静脉并回流至右心房，随后继续由右心室将血液排放。周而复始，使我们的身体一直保持有活力的状态。

心脏就是这样工作的，很神奇吧！

 让我们一起看看心脏内部的构造

现在，让我们认识一下自己的心脏。

正常来说，我们的心脏在两肺之间，胸部靠左侧的位置。我们的心尖偏向左侧。正常的心脏如自己的拳头大小，重200～300克。

心脏的位置

心脏的两房两室：心房、心室和间隔

心脏是一个空腔器官，内部由四个腔组成：左心房和左心室，右心房和右心室。左心房和左心室流的是动脉血，右心房和右心室流的是静脉血。在心脏里，左右两侧心房之间的房间隔和左右两侧心室之间的室间隔就像密封的一堵墙，把心脏内部左右分隔，可以确保静脉血和动脉血不会混合在一起。如果房间隔或室间隔没有长好，就会出现相应的先天性心脏病，例如房间隔缺损或室间隔缺损。

心脏里的阀门：心脏瓣膜

血液在心脏里向一个特定的方向流动，心房和心室之间、心室和动脉之间，都有防止血液反流的瓣膜。瓣膜在心脏永不停止的血液循环活动中扮演的角色既普通又关键：瓣膜相当于忠于职守的门卫，右心房和右心室之间有三尖瓣、左心房和左心室之间有二尖瓣、右心室

心脏瓣膜

和肺静脉之间有肺动脉瓣、左心室和主动脉之间是主动脉瓣，瓣膜只能向一个方向打开，使血液只能从心房流向心室，从心室流向动脉。所以，我们的血液在心脏内是不会反流的。如果瓣膜出现了问题，例如瓣膜狭窄或向反方向打开，就会严重影响这个发动机的泵血功能。

心脏自己的营养供应管道：冠状动脉

作为人体的"发动机"，心脏的心肌每分每秒都在不停地工作，它自身需要更多的血液供应。它的营养由冠状动脉中的血液供给，分别为左冠状动脉和右冠状动脉。这2支血管从主动脉发出，走在心肌的表面，再由很多细小的分支把血液里的氧气和养分供应给日夜跳动的心脏。大家常听医生说的冠心病，就是这些血管发生粥样硬化，导致血管管腔狭窄，造成血液"供需失衡"的状态的一种缺血性心脏病。

心脏的冠状动脉

您分得清脉搏和心率吗

心脏在正常运转时，我们并没有明显的感觉。当我们将手轻轻地放在胸口的左侧——心尖的部位时，就会感受到这个发动机带来的有力又有节奏的心跳，心脏每分钟跳动的次数就是心率。把手搭在手腕桡动脉上，也会感受到动脉的搏动，这就是脉搏。许多人都分不清脉搏和心率，有些人会认为它

Part 1 敞开心扉，一起谈"心"

们就是同一个概念，有的人则认为它们是风马牛不相及的两件事物。正常情况下，我们的脉搏和心率是一致的，但有些时候，它们可能不一致哦！例如房颤患者，由于心跳的节律非常乱，摸到的脉搏次数就和心率有差别了。

心率

心率是指心脏每分钟跳动的次数。

心率是反映心脏工作的一个重要参数。它可因年龄、性别或其他生理因素而产生个体差异。一般来说，年龄越小，心率越快。老年人心率比年轻人慢，女性的心率比同龄男性快，这些都是正常的生理现象。

安静状态下，成人正常心率为每分钟60～100次，理想心率应为每分钟55～70次（运动员的心率较普通成人偏慢，一般为每分钟50次左右）。人在运动或者紧张时心率会相应地加快，休息时心率会减慢。医生可以通过听诊器或心电图检查测得患者心率。

心脏听诊

心电图

心律

心律指心脏跳动的节律。

前面我们已经讲过了心脏的节律系统，总司令部是窦房结，它的责任是发出跳动指令的心电信号；军队是心肌细胞，负责通过传导束规律地接收心电信号，从而使心脏有节奏地跳动。所以我们在正常心电图报告中可以看到：窦性心律，正常心电图。

脉搏

脉搏即动脉的搏动。

我们看过很多古装剧，知道古代皇宫里有一种职业很具有挑战性但又危机四伏——御医。御医一手给皇帝号脉，一手提着自己的脑袋！御医通过号脉给皇帝看病，这虽然只是电视剧里面的镜头，有些夸张，但医生确实可以通过触摸脉搏来判断一些关于身体的问题。

心脏收缩时，输出的血液一波一波地流动会引起动脉跳动，在表浅动脉上可触到搏动，简称为脉搏。脉搏的频率即脉率。正常人的脉搏和心跳是一致的。正常人的脉率规则，不会出现脉搏间隔时间长短不一的现象；正常人的脉搏强弱均等，不会出现强弱交替的现象。临床上有许多疾病，特别是心脏病可使脉搏的频率和强弱发生变化，甚至脉搏和心率可能会出现不一致的现象。

我们可以通过触摸桡动脉，或使用电子血压计、血氧仪来测量脉搏。现今流行的运动手表或手环也可以较为准确地测得脉搏。

触摸桡动脉测脉搏

电子血压计

Part 1 敞开心扉，一起谈"心"

血氧仪

运动手环

什么是血压

血压没有了人是不是就不行了？要弄清楚这个话题，我们首先要搞清楚什么是血压？

心脏这台发动机，通过一次一次的搏动驱动血液在血管内流动，血液对血管壁产生的侧压力就是血压。收缩压是指心脏在收缩时，血液对血管壁的侧压力；舒张压是指心脏在舒张时，血液对血管壁的侧压力。血压随着不同的活动状态会有一定的波动。当我们休息或精神放松时，血压较低；当我们运动或情绪激动时，血压会升高。通常老年人的血压比他们年轻时高。现代人由于工作和生活压力大、饮食不合理、作息不规律等原因，容易出现血压升高，这也是身体在给我们发出警示信号。

办公室（非家里）测得的正常血压与高血压		
	收缩压（mmHg）	舒张压（mmHg）
理想血压	<120	<85
正常高值	120～139	85～89
高血压	≥140	≥90

那么，当血压不正常的时候，会有哪些恶果呢？血压过高，会增加心脏和血管的压力，使我们的器官不堪负荷而提前出现劳损；血压过低，则不能提供足够的血液给我们的身体器官使用，会出现血气不足的虚弱表现。

Part 2

冠心病家庭康复的秘笈在这里

1. 人老了，病来了，动脉粥样硬化是什么
2. 冠心病的"八大杀手"，您害怕吗
3. 您知道冠心病有哪些症状吗
4. 冠心病怎么办？怎么治疗
5. 您会正确"吃药"吗
6. 放了支架，搭了桥，还需要养路和护路吗
7. 您了解您心脏的运动能力吗
8. 得了冠心病，仍然要运动
9. 重回"心"生，别让"冠心病"圈住你的生活
10. 居家生活要舒适，更要安全
11. 请把您的负面情绪调成"静音"
12. 患者随访有多重要？可能是生与死的差别

1 人老了，病来了，动脉粥样硬化是什么

"我爱佳人手，一抚细如丝。肤如凝脂色，指若削葱根"。这首"打油诗"描述的是姣美的年轻人的皮肤。那么，年轻人的血管内皮是不是也是光滑的呢？

血管的管壁分为三层结构，由里到外分别为内膜、中膜、外膜。内膜的

血管

Part 2 冠心病家庭康复的秘笈在这里

内皮细胞作为血管的内衬,使血管内壁形成光滑面,便于血液流动。所以无论是动脉还是静脉,内膜本是光滑的。而动脉和静脉的区别是动脉有弹力膜(平滑肌),静脉有静脉瓣(防止静脉血反流)。

什么是动脉粥样硬化

动脉粥样硬化是动脉变硬了吗?动脉粥样硬化是指血管壁内侧沉积的胆固醇等物质使血管内膜变得不光滑了,血管变硬的状态。胆固醇等物质沉积所形成的粥样斑块也称"粥瘤",粥瘤在血管壁内侧凸起。动脉粥样硬化如果进一步发展,就会使血管狭窄,甚至堵塞,也会使血管失去弹性而容易破裂。

动脉粥样斑块及动脉狭窄

用"心"聆听:什么原因会造成动脉粥样硬化

动脉粥样硬化的病因主要有7种,即吸烟、压力过大、肥胖、高血压、高龄、糖尿病以及脂质代谢异常。

在生活中,除了年龄和家族史等不可改变的危险因素之外,血压、血脂、血糖的异常,吸烟、肥胖和压力过大都可以通过调整生活方式和治疗予以改善。

吸烟

压力过大

肥胖

高血压

高龄

糖尿病

脂质代谢异常

警惕，动脉粥样硬化原来这么可怕

动脉粥样硬化可以发生在身体里的任何血管，特别是脑动脉、心脏冠状动脉、肾动脉、下肢动脉。

如果您正为此困扰，那么，快往下看！

如果脑血管内发生动脉粥样硬化斑块破裂，会导致血管末端供应给脑部的血液减少。如果脑血管内动脉粥样斑块破裂，可造成血管内血栓形成而导致脑梗死；也可能导致血管破裂引起脑出血。如果下肢动脉粥样硬化甚至闭塞，则可引起下肢冷痛甚至局部坏死。如果心脏冠状动脉粥样硬化则可引起心绞痛发作，也可由于动脉粥样斑块破裂堵塞冠状动脉导致心肌梗死。如果肾动脉硬化可导致肾衰竭。上述并发症非常严重，请及早重视动脉粥样硬化！

脑梗死

脑出血

下肢动脉栓塞造影

心肌梗死

心绞痛

如何预防动脉粥样硬化？我们知道的都在这里

正如前面所说，控制动脉粥样硬化形成的危险因素，可有效延缓动脉粥样硬化的进程。滚蛋吧，动脉粥样硬化君！我们可以做到的是：戒烟、控制体重、低脂饮食、控制血糖、控制血压、缓解压力等。

戒烟　　　　　控制体重　　　　　低脂饮食

控制血糖　　　　　控制血压　　　　　释放压力、放松心情

2 冠心病的"八大杀手"，您害怕吗

"沉默杀手"——吸烟

您知道香烟是如何伤害您的吗？大多数吸烟者对于吸烟危害的认知还仅仅止于肺部，以为仅此而已了。然而真相是什么样的呢？

Part ② 冠心病家庭康复的秘笈在这里

吸烟的危害

香烟里面含有4000多种物质，其中200种以上是有毒物质，60多种是致癌物质。

烟草中所含的剧毒物质尼古丁，会导致心率和血压升高。吸一支烟，心率每分钟增加5～20次，收缩压增加10～25mmHg。短期来说，尼古丁能刺激心脏和肾上腺释放大量的儿茶酚胺，使心跳加快，血管收缩，血压升高；长期大量吸烟，每天抽30～40支香烟，可引起小动脉的持续性收缩，日积月累，形成小动脉硬化，进一步加重高血压。

吸烟对血脂代谢也有影响，能使血总胆固醇、低密度脂蛋白胆固醇升高，高密度脂蛋白胆固醇下降，即好的胆固醇降低，坏的胆固醇升高。这样使得动脉粥样硬化的进程加快，容易发生冠心病、心肌梗死、恶性高血压、脑卒中等。

一手烟危害大，二手烟的危害如何呢？

二手烟包括吸烟者吐出的主流烟雾，也包括从纸烟、烟斗或烟枪中直接冒出的侧流烟雾。侧流烟雾中的有害物质是主流烟雾中的2倍以上，吸入二手烟和少量吸烟的危害是相同的,它被称为"被动吸烟"。

"无声杀手"——高血压

高血压通常无自觉症状,但可以使患高血压的人发生心、脑、肾等器官损害,导致脑卒中或心肌梗死,甚至死亡,故俗称"无声杀手"。

高血压发病的因素有哪些?不看不知道,一看吓一跳。

高血压发病较隐匿,多数人是在体检时被发现的。大多数高血压的发病原因不明,与遗传基因、肥胖、缺乏运动、高盐高脂饮食、高龄、饮酒过量、精神压力过大等危险因素有关;一小部分人患高血压,与肾脏疾病、肾动脉狭窄、长期服用某些激素有关。

血压高一点,心血管疾病的发病风险翻倍!血压升高会加重心脏负担,长期的高负荷,会引起心肌肥厚与心脏扩大,导致心力衰竭。高血压可促使血管内皮损伤,增加冠心病的发病风险。

那么,如何做出标准且完整的高血压诊断呢?答案在这里:在未服用降压药的情况下,非同日3次在办公室或诊室测量,收缩压在140mmHg以上和/或舒张压在90mmHg以上,可诊断为高血压。但既往有高血压病史,已经在服用降血压药,血压虽然低于140/90mmHg,仍可以诊断为高血压。

Part ② 冠心病家庭康复的秘笈在这里

目前仍以诊室血压作为高血压的诊断依据。有条件者应该同时积极采用家庭血压或24小时动态血压辅助诊断。家庭测收缩压≥135mmHg和/或舒张压≥85mmHg，或24小时动态血压监测白天动态收缩压≥135mmHg和/或舒张压≥85mmHg，夜间动态收缩压≥120mmHg和/或舒张压≥70mmHg，24小时血压平均值收缩压≥130mmHg和/或舒张压≥80mmHg，同样可诊断为高血压。

18岁以上成人按照心血管绝对危险水平分级

其他危险因素/靶器官损害和疾病史情况	高血压分级		
	1级高血压 （140~159）/ （90~99）mmHg	2级高血压 （160~179）/ （100~109）mmHg	3级高血压 收缩压≥180mmHg 或舒张压≥110mmHg
危险因素	年龄、吸烟、血脂异常、早发心血管病家族史、肥胖或腹型肥胖		
靶器官损害	左室肥厚、颈动脉硬化或斑块、血肌酐轻度升高、微量白蛋白尿		
临床疾病	脑血管病、心脏病、肾脏病、周围血管病、视网膜病变、糖尿病		
无其他危险因素	低危	中危	高危
1~2个危险因素	中危	中危	很高危
≥3个危险因素、靶器官损害	高危	高危	很高危
并存的临床疾病	很高危	很高危	很高危

"坏胆杀手"——血脂异常

在我们常规的体检中，血脂是必不可少的检查项目，血脂与血压、血糖一样，跟我们的健康息息相关。血脂异常是冠心病非常重要的危险因素，高达92%的中国冠心病患者合并血脂异常。

据调查，10个人中有4个人血脂异常。那血脂是什么呢？血脂主要包括甘油三酯、胆固醇、磷脂、脂肪酸。血脂检查一般包括甘油三脂、胆固醇、低密度脂蛋白、高密度脂蛋白，还可能包括载脂蛋白A、载脂蛋白B。

胆固醇是动物组织细胞不能缺乏的脂类，其参与细胞形成，是某些类固醇激素的原料。低密度脂蛋白是一种运载胆固醇进入外周组织细胞的脂蛋白颗粒，过量时会沉积在血管壁内侧，导致动脉粥样硬化，是"坏"胆固醇；而高密度脂蛋白主要由肝脏合成，主要的生理功能是转运磷脂和胆固醇，能够防止动脉硬化，是"好"胆固醇。甘油三酯、低密度脂蛋白的升高和高密度脂蛋白的下降会对心血管造成不良影响。

胆固醇从哪里来？要怎么做，才能远离血脂异常呢？血液中的胆固醇有20%左右是从食物中吸收得来的，其余大部分由肝脏合成。进食高热量和含过量饱和脂肪酸（食用油、牛肉、奶油等）的食物可以促进体内胆固醇的合成，使血液中的胆固醇浓度增加。近年来由于西方饮食文化的输入，饮食中脂肪比例增加，故人群中高胆固醇人数比例呈上升趋势。所以我们要减少摄入高热量和含过量饱和脂肪酸的食物。那么甘油三酯是从哪里来的呢？如果大量摄入高胆固醇食物，或是人体中的甘油三酯没有被作为热量源使用，都会引起甘油三酯蓄积。甘油三酯升高，会降低高密度脂蛋白，使低密度脂蛋白在动脉血管内壁沉积，加速动脉硬化。

"富贵杀手"——糖尿病

血糖升高为哪般？血糖升高的主要原因有两个，一是胰岛素分泌相对不足，二是胰岛素抵抗。从食物中摄入体内的碳水化合物被消化后转化为葡萄糖进入血液，葡萄糖被吸收和储存在肌肉、肝脏、脑和心脏等。食物进入体内会诱发胰岛细胞分泌胰岛素，若此时胰岛素分泌不足或者分泌出来的胰岛

Part 2　冠心病家庭康复的秘笈在这里

素不能被用来转化葡萄糖，血糖就会升高。

那么看似平静的"血糖升高"的背后，暗藏着什么？糖尿病的病因有遗传、过度饮食等不良生活习惯、其他应激反应等。糖尿病每3~5年可引起一个并发症，常见并发症为视网膜病变、肾病、周围神经病变，它们均为微小血管病变引起。如果能够早发现血糖升高，并积极控制血糖，则可延缓这些并发症的发生。一旦出现并发症，就难以完全治愈。大血管损伤可导致动脉粥样硬化，常伴发冠心病、颈动脉硬化等。

糖友们还记得自己被诊断为糖尿病的那一天吗？因为那条标准，自己就成为"糖尿病"人群中的一员，需要以新的视角来看待自己的生活，也需要以新的要求来管理自己的生活。现在，我们就一起学习和巩固一下糖尿病的筛查及诊断标准。2020年《2型糖尿病分级诊疗与质量管理专家共识》指出以下几个要点可作为糖尿病的判断依据。

(1) 可用空腹血浆葡萄糖和葡萄糖负荷试验后2小时血糖值作为成人糖尿病的筛查。

(2) 诊断：糖尿病典型症状（多饮、多尿、多食及体重下降）加上随机血糖≥11.1mmol/L 或加上空腹血糖≥7.0mmol/L 或加上糖负荷后2小时血糖≥11.1mmol/L。无典型糖尿病症状者，需改日复查确认。

(3) 急性感染、创伤或其他应激情况下可出现暂时性血糖升高，若无明确糖尿病病史，不可根据此时的血糖水平诊断糖尿病；须在应激因素消除后复查，再确定糖代谢状态。

(4) 糖负荷试验（OGTT试验）解读表：

基于静脉血糖	空腹血糖（mmol/L）	糖负荷后2小时（mmol/L）
糖尿病	≥7.0	≥11.1
糖耐量异常	<7.0	≥7.8，<11.1
空腹血糖受损	≥6.1，<7.0	<7.8
正常血糖状态	<6.1	<7.8

(5) 什么是空腹? 空腹是指至少8小时没有进食热量。

(6) 随机血糖指不考虑上次用餐时间,一天中任意时间的血糖。

(7) OGTT方法: 根据WHO标准, 口服无水葡萄糖粉75克。

看完指南后请回答下列问题:

问 体检时发现血糖值为6.8mmol/L,不足以诊断为糖尿病。下一步应该怎样做?

完善OGTT试验。

问 做了OGTT试验,结果空腹血糖为6.3mmol/L,糖负荷后2小时血糖为7.3mmol/L,可诊断为什么?

可诊断为空腹血糖受损,此时应该听取医生的意见进行生活及饮食干预,并择期再做OGTT试验。

糖尿病高危人群筛查

在成年人(年龄>18岁)中,具有下列任意1个及以上糖尿病危险因素者即为糖尿病高危人群。

- 年龄≥40岁
- 有血糖调节受损史
- 超重(BMI≥24kg/m²)或肥胖(BMI≥28kg/m²)和/或中心性肥胖(男性腰围≥90cm,女性腰围≥85cm)
- 静坐生活方式
- 一级亲属中有2型糖尿病家族史
- 女性有妊娠糖尿病病史
- 高血压或正在接受降压治疗

- 血脂异常，HDL-C ≤ 0.91mmol/L（≤ 35mg/dl）及 TG ≥ 2.22mmol/L（≥ 200mg/dl），或正在接受调脂治疗
- 动脉粥样硬化性心血管疾病
- 有一过性类固醇糖尿病病史
- 多囊卵巢综合征
- 长期接受抗精神病药物和/或抗抑郁药物治疗

注：BMI为体重指数；HDL-C为高密度脂蛋白胆固醇；TG为甘油三酯

"体质杀手"——肥胖

美食，是乡情。美食，也是母爱。过年不长胖，怎么对得起那么美好的节日。回来上班才发现，胖胖胖，才是深深的乡愁……一胖毁所有！

肥胖可能是一场事故，减肥要趁早！前面提到的BMI指数，它的全名叫体重指数。计算公式：体重（千克）÷ 身高（米）的平方，单位是 kg/m²。目前我国成人BMI的正常范围：18.5 ≤ BMI < 24，超重：24 ≤ BMI < 28；肥胖：BMI ≥ 28。

"胖子"越来越多的原因是什么呢？是因为遗传、缺乏运动和摄入过多食物，从代谢角度看则是基于代谢紊乱，肥胖者多存在脂质代谢异常，脂肪合成过多，血浆中甘油三酯、游离脂肪酸和胆固醇一般高于正常水平。

肥胖到底是不是一种疾病？当身体因肥胖而影响健康时，其肥胖被认定为"肥胖症"。那么问题来了！肥胖本身不是病，但肥胖的后果会要命！肥胖不仅是高血压、糖尿病等疾病的病因，也是癌症、骨关节性疾病的病因。肥胖可以分为皮下脂肪型肥胖和内脏脂肪型肥胖（腹型肥胖），而后者更容

易诱发各种疾病。

"惰性杀手"——缺乏运动

现代社会最流行的一个字是"忙",还有一个字是"胖"。人们生活的常态往往是"忙成狗",一不小心还会"胖成猪"。不过,两者相比较,"忙"导致的缺乏运动比"胖"更危险,一定要小心了!缺乏运动有更多的患病风险。世界卫生组织行为危险因素研究明确指出:

"久坐病"

全球每年近200万人的死亡与久坐相关。也有相关学者指出:整日在办公室埋头苦干的员工,即使挤出午休时间去健身房运动,仍然不太可能会抵消整个上午"岿然不动"带来的负面影响。

"心境杀手"——抑郁和焦虑

你为何不快乐?情志致病是中医的说法。西医也这样讲吗?抑郁和焦虑有啥关系,啥危害,成因是啥?这里告诉你,抑郁症和焦虑症属于精神心理疾病,抑郁状态和焦虑状态是临床症状。它们不仅可以摧毁心理、认知,还会残害躯体。改善抑郁和焦虑,要先学会放下。焦虑和抑郁症状使交感神经分泌过多的肾上腺素，并激活肾上腺皮质分泌激素，影响糖、脂肪代谢，使血压波动、血管收缩，从而逐渐增加心脏的压力。

在心脑血管疾病患者中，大约有50%的人存在此类症状，此类症状严重者反复住院，可并发心脑血管危险事件。所以当发现焦虑、抑郁须及早进行心理干预，对疾病预后大有裨益。

"时光杀手"——年龄和家族史

正处于青壮年的您，还总是仗着自己年轻而无所顾忌吗？一觉醒来，您可能就被诊断为冠心病了！既往冠心病的发病年龄比较大，但近年来随着吸烟、肥胖、缺乏运动等因素的影响，其发病越来越年轻化。故近年来关注早发冠心病的人较多。早发和晚发冠心病人群的冠心病症状特点不一样，可能因为年轻，60岁以前心绞痛症状较典型，60岁以后仅有34%的冠心病患者有典型的心绞痛症状。

冠心病会遗传吗？目前没有确切证据证明冠心病有遗传倾向，但冠心病的危险因素如糖尿病、高血压已被证实有家族遗传倾向。

3 您知道冠心病有哪些症状吗

心肌缺血时常出现心前区憋闷，或伴疼痛感，也可以出现左肩痛、背痛、牙痛、腹痛、头晕等其他表现。

冠心病的症状

心绞痛是一种什么痛？心绞痛是不是心脏痛啊？其实心绞痛是由于冠状动脉痉挛导致的一过性的血管狭窄。主要表现为胸前区憋闷疼痛，运动后易发，持续时间几秒钟至十几分钟，服药或休息后缓解。

实际上，心肌梗死比心绞痛程度更重，服药或休息后不能缓解，疼痛持续，表现多样，可以表现为胸前区疼痛，也可以表现为左肩痛、背痛、牙痛、腹痛；甚至头晕、昏迷。一旦发生心肌梗死，就会影响心脏功能，诱发心脏电传导系统，引起心律失常，甚至可能引起心源性休克和死亡。心肌梗死的常见原因为冠状动脉粥样硬化慢性闭塞或者斑块破裂导致远端闭塞。

一张表讲清心绞痛和心肌梗死的鉴别要点

鉴别要点	心绞痛	心肌梗死
疼痛性质	胸前区憋闷，或伴有疼痛，常因劳累、受寒、情绪激动所诱发	胸痛比心绞痛的疼痛程度重，疼痛剧烈，无明显诱因，可伴有左上肢放射痛
疼痛持续时间	几秒钟至十几分钟	可以延长到1天或2天
休息后能否缓解	一般可缓解	不能明显缓解
舌下含服硝酸甘油能否缓解	可缓解	不明显
伴发症状	一般无其他伴发症状	伴有气促、咳嗽、头晕（伴有心源性休克时出现），也可伴有发热
生化检查	心肌酶谱指标可无异常或轻度升高	感染指标升高，心肌酶谱指标明显升高
心电图	心电图可有ST-T变化	特殊的ST-T或T波改变，或病理性Q波，束支传导阻滞

下图更直观地解释了心绞痛和心肌梗死的主要区别。

心绞痛的原因

血管闭塞导致心肌梗死

4 冠心病怎么办？怎么治疗

冠心病作为威胁人类健康的"第一杀手"，一经发现就应及早治疗，以免进一步影响您的健康和生命。得了冠心病怎么办？预防冠心病复发您得了解下面这些事儿。

爱自己，要从改变不良的生活方式开始

不良的生活方式主要是指影响健康的一些习惯，例如暴饮暴食、吸烟、酗酒、作息不规律、精神过度紧张、缺乏运动锻炼等。这些习惯会让心脏承受更多的负担，容易诱发心脏问题。

我们要做到饮食节制，遵循健康饮食结构。还要注意，吃得过饱会增加胃肠道和心脏的负担。所以一般来说，八分饱是比较合适的。也要避免饱餐后运动，通常散步是可以的，如果是进行较为剧烈的运动，建议餐后1小时开始为宜。

吸烟、酗酒的危害前面已经说过，对于心脏病患者，这两个恶习是必须禁止的。

谈到健康的生活方式，我们常常提到作息规律，早睡早起。但是，面对如今高强度快节奏的生活和工作，"欠睡"成了社会问题，因此"睡商"值得普及。睡眠不足可引起心率加快，增加心脏负担。所以，到底怎样才能提高我们的睡眠质量呢？睡前喝酒、喝咖啡、喝茶等都会影响睡眠质量，睡觉前玩手机也会严重影响睡眠时间。如果采用改变睡前习惯和睡眠环境的方法仍不能有好的睡眠，这时候就应该咨询心理睡眠科医生，必要时要进行心理辅导或药物干预。

您会洗澡吗？这有啥难的，使劲儿搓啊！其实，洗澡时要注意水温，避免水温过高或过低。建议采取淋浴的方式。

保持良好的生活方式对于冠心病患者来说非常重要，同时应该每天定时测量血压、心率、脉搏变化，定期测量体重。特别是对于心衰患者，应该记录好每天细微的身体状态改变情况，以便就诊治疗和了解病情变化。

日常生活中我们还可以做到的是：保持大便通畅、注意防暑防寒。有习惯性便秘的冠心病患者，需要通过调整食物类别、养成按时排便的习惯、常做腹部按摩等方式改善便秘，切记不可用力憋气排便，这样可能会使血压骤升，增加心脏负担，诱发心脏病。如厕时，如果厕所内的温度太低也容易引起血压变化，故需要注意温度变化。

日常如何控制冠心病的危险因素

治疗冠心病必须控制其危险因素，前面我们讲过冠心病可以控制的危险因素包括血压、血糖、血脂、肥胖等。下面我们就分别讲述血压、血糖、血脂、肥胖的控制目标。

1. 血压控制目标（mmHg）

人群	医院门诊测量的血压	家里测量的血压
青年人/中年人	<130/85	<125/80
老年人	<140/90	<135/85
糖尿病者	<130/80	<125/75
慢性肾病者	<130/80	<125/75
心肌梗死后者	<130/80	<125/75
脑血管疾病者	<140/90	<135/85

2. 血糖控制目标

指标	优	良	不充分	不良	差
糖化血红蛋白（%）	<6.2	6.2～6.9	6.9～7.4	7.4～8.4	>8.4
空腹血糖（mmol/L）	4.4～6.1	6.1～7.3	7.3～8.9	7.3～8.9	>8.9
餐后2小时血糖（mmol/L）	4.4～7.8	7.8～10.0	10.0～12.2	10.0～12.2	>12.2

3. 血脂控制目标（mmol/L）

分层	TC	LDL-C	HDL-C	非HDL-C	TG
理想水平	—	<2.6	—	<3.4	—
合适水平	<5.2	<3.4	—	<4.1	<1.7
边缘升高	≥5.2且<6.2	≥3.4且<4.1	—	≥4.1且<4.9	≥1.7且<2.3
升高	≥6.2	≥4.1	—	≥4.9	≥2.3
降低	—	—	<1.0	—	—

老年人血脂治疗的目标值（mmol/L）

临床疾病和/或危险因素	LDL-C目标值	非HDL-C目标值
动脉粥样硬化性心血管疾病	<1.8	<2.6
糖尿病+高血压或其他危险因素	<1.8	<2.6
糖尿病	<2.6	<3.4
慢性肾脏病3期或4期	<2.6	<3.4
高血压+1项其他危险因素	<2.6	<3.4
高血压或3项其他危险因素	<3.4	<4.1

注：其他危险因素包括年龄（男性≥45岁，女性≥55岁）、吸烟、HDL-C<1.04mmol/L、BMI≥28、有缺血性心血管疾病家族史

4. 体重和腹围控制目标

项目	BMI	腹围
女	$18.5 \leq BMI < 24$（kg/m^2）为正常体重范围，$24 \leq BMI < 28$ 为超重，$BMI \geq 28$ 为肥胖	<85cm
男		<90cm

治疗冠心病的药物，一张表就搞定了

规范的药物治疗是稳定冠状动脉斑块、改善心脏供血、防治冠心病复发的基础。常见的冠心病治疗药物有下面几类，医生会根据不同患者的病情给予适当的处方。

大类	药物分类	常用药物列举	机制
减少症状，改善缺血	β受体阻滞剂	美托洛尔（倍他乐克）、比索洛尔（康忻）、普萘洛尔（心得安）	减慢心率、降低血压、增加运动耐量、减少心绞痛发作
	硝酸酯类	硝酸甘油、欣康	减少心肌耗氧量、改善心肌灌注、缓解心绞痛
	钙离子拮抗剂	氨氯地平（络活喜）、硝苯地平（拜新同）	缓解心绞痛、增加运动耐量
		曲美他嗪	调节心肌能源底物、抑制脂肪酸氧化、优化心肌能量代谢
		尼可地尔	改善微血管功能、扩张冠脉
预防心肌梗死，改善预后	抗血小板聚集	阿司匹林	抗血小板聚集的作用
		氯吡格雷	减少ADP介导的血小板激活和聚集
		替格瑞洛	减少ADP介导的血小板激活和聚集
	降脂	他汀类（立普妥、可定）	改善内皮细胞功能、稳定斑块
	ACEI	贝那普利、卡托普利、培哚普利	抑制心室重构、延缓动脉粥样硬化进程
	ARB	氯沙坦钾片	
中药	活血化瘀类中药	丹参、红花、川芎、蒲黄、郁金、丹参滴丸、脑心通	活血化瘀通络
	芳香温通类中药	苏合香丸、保心丸、麝香保心丸	芳香通脉

支架植入术常见疑问最全讲解

对于斑块形成导致狭窄甚至堵塞的冠状动脉血管，医生可以通过疏通血管使血运重建的手术方式来改善心脏心肌供血，为患者带来康复的希望。冠心病的手术治疗，目前成熟的方案有冠状动脉介入手术和搭桥手术。

第一种冠状动脉介入手术俗称支架植入术。医生通过手腕处的桡动脉或大腿根部的股动脉，经皮肤穿刺，把导管顺着动脉血管一直送到心脏的冠状动脉，经过造影显示狭窄部位的血管，把导管末端的球囊充气，撑开狭窄的血管管腔，接着再放置一个金属网状支架，这个支架将牢牢地贴附在血管壁上，起到保持血管再通的作用，使心肌恢复血液供应。由于只是穿刺皮肤，术后充分止血后，经桡动脉的手术患者很快就可以下床活动，经股动脉的经数小时充分压迫止血后也可以尝试下地行走了。当然，球囊扩张和支架植入只能解决相对粗的血管的堵塞，对于比导管还细的血管是无法起作用的。

支架植入术后

球囊扩张

支架植入术

Part ② 冠心病家庭康复的秘笈在这里

冠状动脉搭桥手术原来是这么做的

对于血管病变广泛、比较复杂的患者，医生会考虑进行冠状动脉搭桥手术。手术的方式是使用患者自身的血管（例如胸腔里的内乳动脉、下肢的大隐静脉、上肢的桡动脉等），在主动脉和病变的冠状动脉间建立一条旁路（即搭桥），使血液跨过病变部位直接流到冠状动脉远端供应远端心肌。

冠状动脉搭桥手术

这种手术常规需要开胸，手术后需要一段时间才能恢复。随着手术技术的进步，现在已经可以通过胸腔镜在胸部打小孔来进行手术，在心脏不停跳的情况下搭桥，这样的微创手术可以使患者恢复得更快。

心脏康复的运动处方——运动疗法

对于冠心病患者，虽已经采取了改变不良的生活方式、控制危险因素、规律药物治疗等措施，甚至开通了病变的冠状动脉，但仍然是不够的。冠心病的心脏康复包括三大块：健康教育、运动疗法、饮食疗法。

坚持适当的运动有什么好处？

坚持运动可提高心肺功能，增强体力；改善情绪、高血压、高血糖、脂质代谢、肥胖等动脉硬化危险因素。

为什么运动有这么多好处？

原来运动可以提高副交感神经活性（进入放松状态），从而调整身心状态，提高生活质量。

您会正确"吃药"吗

俗话讲：是药三分毒。所以会不会吃药很重要。药是治病救人的良方。然而我们在用药的过程中，存在着许多误区，使药效大打折扣，甚至适得其反。

冠心病是一种慢性疾病。我们的心脏会受到各种危险因素的综合影响，所以我们需要坚持二级预防，即防止已经存在的心血管疾病复发。

年龄是我们无法逆转的因素，而高血压、高血脂、糖尿病等疾病也是慢性病，都是需要我们坚持治疗的因素。这些疾病都是需要以健康的生活习惯和必要的药物治疗为基础的。

冠心病患者坚持服用药物的主要目的为保护心脏和冠状动脉，减少冠心病出现的症状，降低再入院率，降低死亡率。

用药"姿势"有讲究，您知道吗

不同的药物，服药"姿势"有讲究。要使药物发挥最佳的治疗效果，减少药物治疗带来的副作用，谨遵医嘱才能使药物使用得安全、有效。

降压药

应用降压药物应达到以下 3 个目的：① 平稳控制昼夜整体血压水平；② 有效抑制清晨时段血压的快速上升；③ 维持夜间血压的适度下降。

医生会根据每个患者的血压特点、降压目标、是否有肝肾功能异常、是否合并高血糖及冠心病等来选择药物。大多数情况下，医生会选择作用比较平稳的长效或缓释片，这类药物服用方便，一般1天1片即可。

第1次服药应在清晨醒后即刻服用，不要等到早餐后或更晚；最后1次应在19:00前，不要等到睡前或更晚，避免血压过低，增加夜间脑卒中发病的风险。如果一种药物控制血压效果不好，医生会选择2种甚至3种或以上的药物联合使用，使血压稳定以及减少副作用。降压药物对胃肠道的影响微弱，故不需要吃完食物后再服药。服用大多数药物时，都不要喝酒，调味料酒也不能喝。酒会引起血管扩张，与利血平等降压药同用，易造成低血压，严重时可危及患者生命。

降糖药

小小降糖药，服用有讲究。患者通过饮食治疗及适量运动后血糖仍未得到控制时便需要服用降糖药。"糖友"应该学会忌口，如果平时饮食不当，会加重病情。降糖药服用的时间比较特殊：格列吡嗪等磺脲类短效药物需要在餐前30分钟服用；阿卡波糖等α葡萄糖苷酶抑制剂需要在用餐前即刻整片吞服或与前几口食物一起咀嚼服用；盐酸二甲双胍普通片需要餐时或餐后服用，控释片则每日1次或2次在餐前30分钟服用，肠溶片则需要在餐前15～20分钟服用。有人问，如果已经在吃饭了，而忘记服用上述降糖药，需要加服吗？阿卡波糖和二甲双胍是可以加服的，但是要注意胃肠道的不良反应，这时候也需要测量餐后血糖波动情况，若血糖大于13.9mmol/L，或伴有深大呼吸、意识不清晰、低血压，甚至呼出气体有烂苹果味道，应及时就医。

预防血栓形成的药物

常用的防止血栓形成的药物有阿司匹林和氯吡格雷。阿司匹林是需要终身服用的；根据手术方式和支架类型的不同，医生会建议联合使用氯吡格雷3个月、半年、1年，甚至更长时间。

阿司匹林：推荐使用肠溶片。阿司匹林肠溶片是心脑血管疾病一级和二级预防的基础药物，物美价廉，使用广泛。由于阿司匹林作用持续时间达24小时，所以需要每天定时吃，一般建议早餐前服用。如果是有消化道溃疡、胃出血病史的患者，服用阿司匹林时需要留意腹部症状，同时可以加服胃肠保护药物。

氯吡格雷：每天1片。如果有消化道病史的患者，需要加服胃肠保护药物。

常用的降脂药

服用降脂药1个月就可以瘦得身轻如燕？不！请千万别相信"神医"的所谓"神药"。常用的降脂药有他汀类如辛伐他汀、阿托伐他汀、瑞舒伐他汀等，其中辛伐他汀建议晚上服用，其他他汀类则白天或晚上服用都行。这类药物可能会影响肝功能和肌肉，医生会通过检测肝功能和肌酶来监测其副作用。当服药过程中出现肌肉酸痛时要告诉医生。除了他汀类药物，还有针对甘油三酯的降脂药和抑制肠道吸收作用的调脂药。

倍他乐克或比索洛尔等药物

倍他乐克或比索洛尔等药物的主要功能是减慢心率,减少心肌的耗氧量,起到保护心脏的作用。服用这类药物后如果没有头晕、黑蒙、出汗、心慌等不适,平均心率可以控制在每分钟60次左右,这样可以最大限度地减少心肌耗氧量,提高运动耐量。

硝酸酯类药

医生会根据是否有血管痉挛来配合使用该类药物,该类药物也可以作为心绞痛发作时的缓解药物。

药物的副作用

药物种类	副作用	药物绝对禁忌证
β受体阻滞剂	心率慢、低血压	严重心动过缓、高度房室传导阻滞、窦房结功能紊乱、痉挛或哮喘
硝酸酯类药物	头痛、面部潮红、心率反射性加快和低血压	严重主动脉瓣狭窄或肥厚型梗阻性心肌病
钙离子拮抗剂	外周水肿、便秘、心悸、面部潮红、低血压、头痛、头晕、虚弱无力等	老年人、已有心动过缓或左心室功能不良患者避免与β受体阻滞剂联用
血管紧张素转化酶抑制剂	干咳、低血压和罕见的血管性水肿	收缩压<90mmHg、肾衰竭、双肾动脉狭窄和过敏者
阿司匹林	胃肠道出血、过敏	急性胃肠道出血、凝血功能异常、血小板减少
波立维	胃肠道出血	
他汀类降脂药	肝肾功能损害	肝肾功能严重损害

6 放了支架，搭了桥，还需要养路和护路吗

支架/搭桥能解决什么问题

冠状动脉支架植入和搭桥手术的目的是直接开通闭塞或狭窄的冠状动脉，增加冠状动脉血供，使远端的心肌重新得到供血，挽救缺血缺氧的心肌，改善心脏泵血功能。这种"贴心全攻略"让人心服口服！但是，由于年龄的增长，如果引起血管粥样硬化的因素仍然存在，冠状动脉血管还是会再狭窄的。另外，血管内的支架也有血栓形成的风险，搭桥的血管桥也可能发生狭窄甚至闭塞。所以把这些血管通路养好、护好是非常重要的。

如何养护好冠状动脉这条"路"

常言说，三分治七分养。守好五道防线，会让更多的人拥有一颗充满活力的心。这五道防线是：首防发病，二防事件，三防后果，四防复发，最后是防心力衰竭。

养：按医嘱服用冠心病二级预防药物、改变不良生活方式、控制血压、控制血糖、控制血脂、控制体重都是养的方法。

护："苟有恒，何必三更眠、五更起；最无益，莫过一日曝、十日寒。"这是明代著名理学家胡居仁的著名自勉对联，沿用到对冠心病的治疗也一样是真理。服药不能三天打鱼两天晒网，吃几天停几天。临床常见一些出院后服药7天就停药，1~3个月后再次因为心肌梗死入院治疗的患者，此时患

者心脏再次受到打击，泵血功能再次受挫，心源性猝死发生率呈指数上升。

支架内血栓形成

没有"养和护"，冠状动脉或血管桥就要出大事！如果没有健康的生活方式，如果没有坚持药物治疗控制血压、血糖、血脂，如果没有抗血小板、调节血脂稳定斑块的药物保护血管支架以及血管内皮，那么就容易再次因为粥样硬化和血栓形成导致血管再次堵塞。

养路和护路的措施

冠心病养路和护路的核心内容，就是要养成并保持健康的生活方式，坚持规律的运动锻炼，保持良好的情绪；在医生的指导下服用保护心脏和控制危险因素的药物，并且要定期复查身体，使心脏这个发动机在一个良好的环境中运行。

养路和护路

7 您了解您心脏的运动能力吗

运动时心脏和血管的反应

我们在运动时就像是汽车在行驶，除了需要发动机提供动力，还需要汽车的各个零件完美配合，才能使汽车跑得更快、更远。在运动时，人体除了需要增加心排血量，以供应肌肉需要的氧气和能源物质及运走肌肉产生的代谢产物，还需要通过体内的调节机制，减少对不参与活动的器官的血流分配，保证有较多的血流分配给运动的肌肉。

运动时的心脏和血管

常用的测试方法

很多医学检查是在安静状态下完成的。如果想了解心脏的能力，那么可以通过运动来增加心脏的负荷，以此来考验心脏的泵血能力；通过观察血压、心率、心电图，甚至检测呼吸时吸入的氧气和呼出的二氧化碳，观察心脏是否缺血，或者有没有潜在的心律失常，这是非常有价值的。

例如，运动时心脏的心肌同样需要更多的血液供应，但如果是冠心病患者，供应给心肌的冠状动脉血管狭窄了，那么就会加重心肌缺血，心电图上可以观察到缺血的改变，甚至诱发严重的心绞痛。心脏的工作效率会因为心肌缺血而大大降低，表现为运动耐量下降。

在临床上，常用来评价冠心病患者的心脏运动能力的测试方法主要有心电运动负荷试验、心肺运动负荷试验和六分钟步行试验。

心电运动负荷试验

这个检查一般是在电动跑台上进行的，所以俗称平板运动试验，也可以在功率自行车上进行。在严密的心电图和血压等医疗监护下，受试者在跑步机上开始慢慢步行，逐渐增加电动跑台的速度和坡度；如果是在功率自行车上进行，一般是匀速蹬动逐渐加重的自行车。通过运动，使心跳达到预测的年龄最大心率的85%以上，或者受试者觉得非常疲劳，就可以终止测试了。当然，如果测试过程中发现了不正常的情况，测试也会提前终止。医生根据患者运动耐量的级别，以及运动中是否有心肌缺血、心律失常，可以发现更多潜在的心脏问题。

平板运动试验

心肺运动负荷试验

这个检查可以在跑台或单车上进行，医生除了能够检测出我们的运动耐力、是否存在心肌缺血、有没有心跳紊乱，还可以同时监测运动过程中每一次呼吸时的氧气和二氧化碳的量，通过测定最大摄氧量和无氧阈，从而准确评估心脏的工作能力。医生根据这些资料，再结合其他检查，例如心脏超声，就可以比较准确地给心脏病患者制订一个安全又有效的运动处方：可以做多大量的运动，做什么样的运动，每周做几次，每次做多长时间。

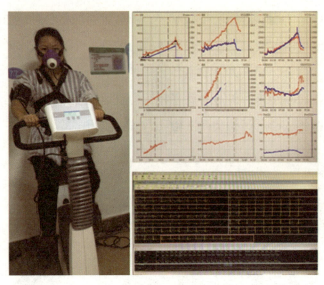

心肺运动负荷试验

6分钟步行试验

对于还不适合做上述平板运动试验或心肺运动负荷试验的体质尚弱的患者来说，6分钟步行试验是比较适合的评估方法。在医疗监护下，患者只需要以比平时稍快的速度走6分钟就可以完成，医生根据该测试可以粗略地判断患者的心脏功能。该试验是一项简单易行、安全、方便的试验，试验运动强度接近日常生活。

具体方法：在一段安静的、空气流通的走廊（长20~30米），在两头及中间各放一把椅子，用作标志物以及让受试者休息。患者测试前先熟悉测试过程和测试环境，了解测试目的，然后尽自己最大能力在走廊里来

6分钟步行试验

回行走，在6分钟内走完所能完成的最大距离。务必牢记，在运动试验前、试验后，我们均需要检测心率、血压和呼吸频率，必要时检测血氧饱和度等。若测试过程中出现明显的症状，如头晕、心绞痛、气短和晕厥等，应立即停止测试。医生通过6分钟行走的距离，来评定患者心脏的工作能力，指导其运动。

了解运动耐量

评估身体活动能力最好的值是代谢当量（MET）。一个代谢当量相当于每个人在休息时身体需要消耗的基本的氧量。每分钟每千克体重需消耗3.5毫升氧，这就是一个代谢当量。心肺运动负荷试验测得的最大摄氧量就可以换算成这个值。当我们的活动量增大时，需要心脏发挥更大的作用，输送更多的氧，即更高的代谢当量来满足我们身体的需求。所以，代谢当量是反映身体活动能力最好的指标。

下面的图可以帮助我们了解，随着身体运动耐量的增强，我们可以生活得更精彩。

日常生活活动消耗的代谢当量

给自己的心脏打分吧

冠心病患者不仅需要由医院专业人员进行心脏运动能力评估，在家里更应该学会自我监测脉搏、血压、血糖、体重等，这些都是观察身体变化的重要指标。

脉搏

正常成人的脉搏为每分钟60～100次，老年人较慢，为每分钟55～60次。运动后，脉搏会随着运动强度递增而有所增加，不用太担心。

测脉搏

脉搏是心脏跳动的晴雨表。脉搏，生命体征之一，您关不关注它都在。正常的脉搏是整齐的，如果觉得心慌，触摸脉搏不规整，可能是有心律失常，例如期前收缩。这个问题需要反馈给您的医生，查清楚您的心脏是不是跳得不整齐了。

平静时，右手食指、中指指端表面轻压于左侧腕部外侧动脉搏动明显处，计时1分钟，计数脉搏。

血压

正常成人收缩压为90～130mmHg，舒张压为60～90mmHg。老年人的血压会偏高，一般不超过140mmHg。血压相对正常和平稳是保证我们身体供血，又不会过分增加心脏和血管负担的基础。

Part 2 冠心病家庭康复的秘笈在这里

办公室（非家里）测量的血压分级

类别	收缩压（mmHg）	舒张压（mmHg）
正常血压	<120	<80
正常高值	120~139	80~89
高血压	≥140	≥90
1级高血压（轻度）	140~159	90~99
2级高血压（中度）	160~179	100~109
3级高血压（重度）	≥180	≥110
单纯收缩期高血压	≥140	≥90

测量血压的正确姿势

血糖

空腹前或餐前、餐后、餐后2小时为三个监测时间点。那么血糖标准值是多少呢？正常值为空腹血糖<6.1mmol/L，餐后血糖<9.4mmol/L，餐后2小时血糖<7.87mmol/L。如果超出范围，需要反馈给医生。已有糖尿病者，不能强求降到此正常值，不然，容易引起低血糖症状。

体重

您是要身轻如燕，还是做一个扛不起的人？定期测体重，控制体重，预防超重和肥胖。

得了冠心病，仍然要运动

运动对心脏益处很大，您知道吗

运动对心脏益处那么大，前提是掌握方法。赶紧看看专家是怎么说运动的。

有目的、适度而有规律的运动，不仅能促进全身血液循环，改善血管内皮功能，稳定冠状动脉斑块，降低血栓栓塞的风险，还能促进侧支循环建立，改善心功能，增加心脏储备能力，降低冠心病患者再住院率和死亡率。运动除了能让心血管更强壮以外，还可以消除冠心病患者的焦虑、抑郁情绪，增加患者的生活信心和兴趣，可以说是"牵一发而动全身"的好方法。

有些做了支架或冠脉搭桥的患者比较担忧运动时"支架会不会掉"和"心脏病会不会又犯了"。其实只要是科学的运动，对心脏都是安全而有益的。

在心脏支架手术中，一般采用的是合金材料做成的支架，它具有很强的支撑、耐腐蚀和塑形记忆能力，而且术中操作扩张支架时所给予的高压力，能使支架紧紧地镶嵌于冠状动脉壁上，不会轻易移位。在搭桥手术中，利用身体自身的动脉或静脉在主动脉根部建立起一座血管"高架桥"，跨过狭窄或堵塞的血管，将血液灌注到缺血的心肌。无论是放支架或者是搭桥，血管内皮或者血脂斑块都有可能慢慢增厚而发生管腔再狭窄，所以都需要进行预防。控制好冠心病的危险因素，把血压、血脂、血糖控制在安全范围，同时坚持运动，可以延缓内皮增生，增加冠状动脉侧支循环，让心脏保持正常的血液供应。

Part 2 冠心病家庭康复的秘笈在这里

支架进入　　支架扩张　　支架留在冠状动脉内

冠心病患者不宜运动？当然不是

习惯了以车代步的您，运动量还能保证吗？您知道运动量不足是潜在的健康隐患吗？专家说：动比静好！有氧运动、耐力运动、抗阻运动、灵活性与柔韧性运动都可以。开始家庭运动之前，冠心病患者应先通过专业人员的运动测试，并按照测试结果制订出运动处方，同时需要征得医生的同意后方可实施运动计划。在医生的指导下，冠心病患者应学会自测血压、心率和Borg自我感觉用力评分分级法来确定运动的强度是否适中，并学会鉴别身体对运动的各种正常和不正常反应。回家后，患者应根据医生的运动处方进行自我运动，并记录心率、血压、自我感觉劳累评分和症状，定期随诊，调整运动处方。

怎么动？在医护人员的帮助下，制订适当的运动处方。活动前，要做好热身及各方面的准备工作。热身是启动身体各个运动功能的前奏，不但要使肌肉关节得到预热，重要的是使心脏也得到必要的热身。运动者必须重视，持续5~10分钟的热身才能激活身体运动功能。开始运动时，以有氧运动为主，抗阻运动为辅，坚持30~60分钟（可分成几次来做，每次做完休息一会儿再继续）。活动后，应通过整理活动充分放松，避免运动突然开始或突然停止，放松活动应持续5分钟以上。

运动前热身 + 运动后放松

所有运动对健康的益处不是一蹴而就的。冠心病患者每次运动的强度应该把握得当。建议患者从50%的峰值摄氧量或50%的最大心率开始运动，运动强度逐渐达到80%的峰值摄氧量或80%的最大心率。Borg自我感觉用力评分分级法推荐达到11～13级，即感觉稍稍有点劳累；对于运动低危的患者可以短时间接受14～16级，即从轻松到稍费力。

我们可以通过心率和自我感觉来衡量运动强度，比如，有氧运动时，运动强度和心跳的次数呈正相关，即运动强度越大，心率越快。所以我们可通过下列方法确定家庭训练的运动强度。

美国心脏协会 AHA 方法

预计最大心率 = 220 - 年龄

此时，我们的强度目标只需达到预计最大心率的 70%～85% 即可。

Karvonen 方法（心率储备法）

先计算预计最大心率，此时预计最大心率 = 220 - 年龄，然后再用下列公式计算靶心率，此时我们的运动强度只需达到靶心率即可。

靶心率 =（预计最大心率 - 静息心率）×（0.6～0.8）+ 静息心率

Borg 自我感觉用力评分分级法

该方法是 Gunnar Borg 于 1998 年提出的，因此被称为 Borg 自我感觉用力评分分级法。

Borg 自我感觉用力评分分级法	
计分	自觉的用力程度
6	
7	非常非常轻
8	
9	很轻
10	
11	轻
12	
13	稍稍用力
14	
15	用力
16	
17	很用力
18	
19	非常非常用力
20	

如何判断运动强度是否合适？判断运动强度是否合适最简单的方法是：运动后稍出汗，轻度呼吸加快，但不影响对话，全天感觉舒适，无持续的疲劳感；无症状或原症状未加重，饮食、睡眠良好。运动后脉搏、血压不能在6～8分钟内恢复者，说明运动量过大，应及时加以调整。若脉搏次数不增加或增加较小，说明运动量不足，不能达到治疗目的，应逐渐加量调整。运动时间是指每次达到训练强度的时间，一般为10～30分钟。训练频率是指每周训练的次数，一般每周训练3～5次，如果身体较为强壮，可坚持每天训练。通过讲解，大家是不是觉得判断自己的运动强度是否合适其实并不是很难？可是有很多朋友在运动的时候都没有注意到这一点，因此运动的效果才会不佳。希望大家在运动的同时做个"有心人"，多关注自己的身体，听听身体发出的"声音"。

运动时，冠心病患者应随身携带急救药品，如硝酸甘油等。出现心绞痛等症状，休息也不能缓解时，应及时舌下含服药物。运动中一旦出现呼吸困难、胸闷胸痛、比较疲乏或其他症状，应立即停止运动，并求助医生。

什么情况下运动不安全

运动中的安全知识，您和家人一定要知道，不然会出大事！实际上，并不是所有的冠心病患者都适合马上运动。当急性心肌梗死、不稳定型心绞痛、心功能不全失代偿期、Ⅲ度房室传导阻滞、中度以上瓣膜病、不能控制的心律失常症状出现时，应暂时停止运动，及时就医，此时可让家属给患者做些被动的活动。即使病情稳定了，当遇到以下5种情况时，也应立即停止运动。

（1）活动时出现明显疲劳、胸前区疼痛、大汗、心悸、气短等症状。

（2）休息时心率大于每分钟110～120次或比平时增加20%。

Part ② 冠心病家庭康复的秘笈在这里

(3) 活动后收缩压不升或下降 10mmHg。

(4) 如有心电图监测，示 ST 段缺血性下移 ≥ 0.1mV，上抬 ≥ 0.2mV。

(5) 出现严重心律失常。

哪些运动适合心脏病患者

运动能增强身体功能，尤其是有氧运动能提高心肺功能，这都已经是被大众认可了的。那么有心脏病的人适合做哪些运动呢？适合冠心病患者的运动有许多，其中主要是以有氧运动为主，应占总运动量的70%，以抗阻运动、柔韧性运动为辅，搭配进行。下面介绍几种常见的运动。

步行

步行被誉为21世纪最好的锻炼方法之一。不要以为健步行走就是简单的下肢运动，它是最好的长寿药。在平地上走路，适合于大多数的冠心病患者。冠心病患者可以一边走路一边调整运动的强度，运动强度可以用走路的速度调整。除了平地走路，上坡、爬楼梯也是步行的方式，此时运动强度会比较大，应注意调整呼吸，不可强求。步行时步态要稳定，呼吸自然，防止跌倒。

慢跑

慢跑简单又安全,但是您跑对了吗?慢跑的强度、热量消耗比步行大,可以改善心脏功能,防止肺组织弹性衰退,预防肌肉萎缩。慢跑一直都被认为是比较健康的运动方式。那么,在慢跑的过程中有哪些要掌握的诀窍呢?慢跑时应先做好准备工作,穿合脚的运动鞋,跑步时保持轻松的步伐,注意地面和周围环境,防止失足跌伤。慢跑中也可交叉进行步行及肢体伸展活动等。

慢跑

骑自行车

人生就像骑自行车,要用力蹬才能前进。骑自行车可以促进血液流动,在提高心脏功能的同时,还能通过腿部的运动,把血液从末梢血管输送回心脏,同时强化了微血管组织,形成"附带循环"。

骑自行车

游泳

游泳

游泳素有"运动之王"的美称,一池碧水足矣。游泳的好处,绝对不只是可以减肥和延寿那么简单!它对心血管系统的改善有相当重要的作用,冷水刺激、水的压力和阻力对心脏和血液循环可以起到特殊的作用,

Part 2 冠心病家庭康复的秘笈在这里

还能提高肺活量。如果冠心病患者对游泳不太擅长,在水中步行也可以。游泳前应做好热身运动,游完泳上岸后应注意保暖。

抗阻训练

有氧运动处方是心脏病患者康复中最基本也是广泛被接受的治疗方式。事实上,日常生活和娱乐活动中都有很多需要抗阻力的运动。因此可将抗阻训练作为常规运动治疗的一部分使用,以增加肌力和肌耐力,提高心脏功能。

抗阻训练有哪些?冠心病的抗阻训练有如下两种:徒手运动训练,包括克服自身体重的运动,如仰卧蹬腿、腿背弯举、仰卧起坐、下背伸展等;运动器械抗阻运动,包括运用哑铃、沙袋、多功能组合训练器、握力器、腹力器和弹力带等进行的运动。

为了避免抗阻训练时收缩压和舒张压明显升高,或诱发心律失常、心绞痛发作和左心室功能失常,抗阻训练的强度需要把握好。通常来说,老年

抗阻训练

人、长期久坐不动的人，给予一次最大重量（1RM）的30%～40%，健康但很少运动的人给予1RM的60%～70%，接受过高度训练的人可以给予1RM的80%～90%。

关于一次最大重量（1RM），形象地说，就是您能用尽力气一次拿起某个重量的东西，但不能拿起第2次了，该重量即一次最大重量。显然，这个值需要由专业的医生或治疗师评定。如果没有这个测试，我们也可以用不引起憋气为宜的用力程度，用力时呼气，放松时吸气，就可以避免过度用力。

所以，合适的抗阻训练对心脏病患者的危险性是可以规避的。在中度至重度抗阻训练成为心脏病患者治疗常规前，需要医生和治疗师的专业指导，需要有更多关于心脏康复期进行这种训练类型的处方和安全观察。

运动，要持之以恒

现代都市人每天最好抽出一些时间来运动。运动不是比赛，量力而行是最好的，运动量既不能过多也不能过少，但持之以恒却尤为重要，一旦选择好合适的项目就要终身坚持。随着年龄的增加应适当减少运动时间和强度。如果随意停止训练，2周后心功能的改善就会开始减少，停止训练5周后锻炼的效果则失去一半甚至完全消失。

生命在于运动

Part 2 冠心病家庭康复的秘笈在这里

小贴士

其实每周训练5次反而比每周训练1~2次更容易坚持。因为被运动调动起来的身体，经过1~2天的休息会回归到"安逸"状态，这时再去运动，身体就会想起当时的"疲惫感"，反映到精神状态上就是"犯懒"，于是就觉得很困难。而保持较高的运动频率，会让身体更快速地熟悉运动的感觉，在身心还没有完全松弛下来的时候再次启动，疲惫感就没有那么强，慢慢地，身体便会开始享受运动带来的快感。冠心病患者居家运动时最好坚持每周约5次的训练，可让身边人帮忙提醒监督。

不看完这些注意事项，您怎敢出去运动

运动，要量力而行，不要勉强，更不要逞强。其实，运动也是一门技术活，只有掌握一些注意事项，才能避免在运动中受到更大的伤害。

(1) 循序渐进。患者一定要从低强度柔和的运动开始，逐步增加运动量。

(2) 患者应根据自己的年龄、病情、体力情况、个人爱好及锻炼基础来选择运动种类及强度。每次运动中可交替进行各种运动。

(3) 老年人并发疾病多、症状不典型，更要注意勿运动过量并兼顾其他疾病的治疗。运动中可适当延长准备及整理时间。

(4) 运动前不宜饱餐，穿着要舒适合体。

(5) 运动后避免吸烟，避免马上洗热水澡。

(6) 定期复查。康复医生评估患者健康状况后，会根据实际情况修改运动处方，使运动更加安全、合理。

9 重回"心"生,别让"冠心病"圈住你的生活

这不是鸡汤,是因为关"心"而发自肺腑说给您听的话!您真的敢理直气壮地说"我爱我自己""我很关心我自己"吗?

许多年轻的冠心病患者都比较担心从医院出院后能不能重返工作岗位,毕竟大多数患者都是家庭重要支柱,需要养家糊口。患者病后能不能回归社会,继续从事以前的工作,或病后进行力所能及的工作是康复必须解决的问题。这就需要专业人员对其职业能力进行全面的评估,然后根据评估的结果和患者的意愿制订出相应的职业康复计划。

做好心脏康复,降低心脏病"返修率"

年轻的冠心病患者(50岁以下)在短暂住院期间,功能失调并不严重,大部分患者都可以在出院后很快恢复工作。心脏康复的评估重点在于危险因素和恢复工作能力。

在医院时,康复专家在对冠心病患者进行运动负荷试验后,根据试验结果,将患者进行分级(冠心病患者的危险分级),然后给予患者特定的重返工作的建议(职业能量消耗水平)。

冠心病患者的危险分级

低危	中危	高危
运动或恢复期无心绞痛症状或心电图缺血改变	中度运动（5~6.9METs）或恢复期出现心绞痛的症状或心电图缺血改变	低水平运动（<5METs）或恢复期出现心绞痛的症状或心电图缺血改变
无休息或运动引起的复杂心律失常		有休息或运动时出现的复杂心律失常
AMI溶栓血管再通PCI治疗或CABG后血管再通且无合并症		AMI、PCI治疗或CABG后合并心源性休克或心力衰竭
无心理障碍（抑郁、焦虑等）		心理障碍严重
升VEF>50%	升VEF 40%~49%	升VEF<40%
功能储备≥7METs		功能储备≤5METs
血肌钙蛋白浓度正常		血肌钙蛋白浓度升高
以上每一项都存在时为低危	不符合典型高危或低危者为中危	以上项目存在任何一项为高危

职业能量消耗水平

<3METs	3~5METs	5~7METs	7~9METs	≥9METs
端坐（办公室）	摆货架（轻物）	户外木工，锯木	用铲挖沟	伐木
打字，低头工作	修车	铲土	林业工作	重体力劳动者
站立（店员）	轻电焊，木工	操作电动工具	干农活	重挖掘工作

测试后，医生常用最大摄氧量来评价冠心病患者的心肺功能和运动能力。最大摄氧量是什么？最大摄氧量是指机体呼吸、循环系统发挥最大功能水平时每分钟实际摄入并供组织细胞氧化利用的氧气量，就像汽车发动机的排量，摄氧量越大表示心脏的能力越强。一般来说，摄氧量在15~30岁达高峰，以后随年龄增加而下降，60岁时摄氧量仅是20岁时的2/3，而女性的摄氧量低于男性。冠心病患者运动的最佳强度约为60%的最大摄氧量，根据这一指标来指导患者进行职业康复训练。

与您的医生讨论工作能力

医生会根据试验结果为您制订相应的职业康复计划，其中，运动处方除了给予合适的运动强度外，运动形式应尽可能模拟工作中的活动模式，包括抗阻运动和有氧训练，如工作中有环境压力，则应让患者了解注意事项，监测其在相似的工作环境中的生理反应等。

很多人都认为康复可有可无，但是临床研究显示：康复医学在治疗某些疾病上，发挥着重要的作用。康复并不是单纯的被动治疗，只有患者积极主动地配合，医患双方共同努力，才能取得尽可能好的治疗效果，避免并发症、后遗症的发生以及功能的缺失。在医院时，冠心病患者应如实告知医生或专业人员自己生病前的工作情况，并积极参与职业康复计划。在康复过程中，患者要配合医生的安排积极康复，时刻关注自身的病情发展，定时向医生反馈康复情况，保持良好的沟通。在制订职业康复计划前，患者及家属可向医生了解患者的心脏功能情况，大约预知出院后的工作能力，并表达患者想从事的工作等，积极参与职业规划。出院后，按照医生的建议保持锻炼，并逐渐开始工作。若是工作有不适应的地方，应及时联系医生，让医生及时修改职业康复计划。

Part ② 冠心病家庭康复的秘笈在这里

运动方案的制订

提高运动耐量，过上更积极的生活

医生告诉您：运动是提高运动耐量最好的康复方式。冠心病患者如果能坚持按照医生制订的康复计划进行运动锻炼，那么两三个月后，患者就能感受到明显的身体改变，并且到医院复查时能够看到运动耐量、心功能、血液检查等良好的指标反馈。这些良好的效果能让冠心病患者认识到运动的重要性，能增强患者的主观能动性，提高自我管理意识，为后续的康复提供巨大的动力，促使患者尽最大努力去维持良好的身体状况。

另外，抗心绞痛药物治疗有助于冠心病的康复，能提高患者的运动耐量。临床推荐及早联合代谢治疗，以发挥更大的作用，如β受体阻滞剂、钙离子拮抗剂、硝酸酯类药物等。

10 居家生活要舒适，更要安全

睡眠

冠心病＋失眠＝？数完羊，数猪，数完猪，数牛……最后，天亮了……这种滋味，又有谁能体会？冠心病患者的失眠率显著高于普通人群，这对冠心病患者的预后和生活质量会造成非常恶劣的影响。而患者发生失眠与心血管疾病本身密切相关：心血管疾病的各种症状可导致失眠，心脑综合征可导致失眠，心血管药物可导致失眠，心血管手术后不适症状可导致失眠，因疾病发生焦虑和抑郁可导致失眠，睡眠呼吸暂停综合征可导致失眠，等等。有睡眠障碍的冠心病患者建议到医院进行系统的睡眠质量评估，严重者可配合药物及心理治疗等。

居家时，冠心病患者应建立良好的睡眠习惯，做到"三好"：吃得好（均衡饮食）、睡得好（充足睡眠）、运动得好（适当锻炼）。还有一点尤为关键——远离烟草！

具体来说就是，首先，每天保证8小时有质量的睡眠。其次，注意晚餐不宜过饱，睡前不宜看内容过于刺激的节目；睡前最好能喝杯温牛奶或温开水，用温水泡脚及按摩双下肢，以促进血液循环，帮助睡眠。再者，注意睡眠体位，冠心病患者宜采用头高脚低右侧卧位，以减少心绞痛的发生；冠心病患者若病情严重，已出现心衰，则宜采用半卧位，以减轻呼吸困难，避免左侧卧位或俯卧位。最后，冠心病患者晨起时不宜立即起身，应仰卧5～10分钟，进行四肢活动及深呼吸等，等身体活动开了，再慢慢坐起；起床后及时喝一杯开水，稀释因睡眠失水而变稠的血液，促进血液循环。值得一提的是，每天午睡30分钟可使冠心病患者的心绞痛发病率降低30%。但午睡的时间不宜过长，一般不超过1小时。更要注意姿势，最好是卧床休息，不能坐着打盹，这种姿势会压迫胸部，影响呼吸，使患病的心脏负荷加重，且会引发脑部缺血。

洗澡

洗澡能帮助我们消除一天的疲劳。不过这样一件简简单单的事情，对于心脏病患者来说，却是另有讲究。冠心病患者能"安心"洗澡吗？任何冷或热的刺激都可使体内儿茶酚胺水平增加、心率加快、心肌收缩力加强，从而加重心脏负荷。所以冠心病患者在洗澡时，要注意选择时间和调整水温。

冠心病患者洗澡时的水温应在25℃～40℃，不适合洗过热的热水浴和蒸气浴、桑拿浴等。在选择温泉或泡热水澡时，建议水位线要低于胸口心脏的位置，因为水位过高可能会造成胸腔压力增大，加重心脏负担。正确的做法是用温水先泡一下下肢等远心部位，使身体适应水温后再将胸口心脏以下部位慢慢浸入温水中，在泡澡前后要注意补充水分。都是些小习惯，大家多掌握一些，可以保障自己的健康，给自己的身体多加一层保险哦！

冠心病患者洗澡时应注意，空腹或饱餐后（1小时内）、运动后及情绪激动时不宜洗澡。洗澡时注意保暖，但水温绝对不能过高。忌冷水浴，以防血压升高和心绞痛发作。注意通气和保持浴室内的温度（20℃～25℃）。洗澡时要有人陪同，单独洗澡时门锁不能反锁，最好能随时呼叫到家属。洗澡时间约15分钟，尽量不超过半小时。

如厕

许多冠心病患者在上厕所时容易发生心绞痛或脑出血。为防止意外发生，冠心病患者在如厕时尽量选用坐便器；家里若没有条件改装，可以使用一个小凳子，或买一个专门用来排便的凳子。冠心病患者晚上起床上厕所时，记得披一件衣服，防止突然受凉，使血管收缩。

应维持正常的排便习惯，避免便秘，避免闭气用力排便。定时规律排便，一般在晨起或用餐之后最宜排便。选择适合自己的排便时间，有规律地蹲厕所，不管有无便意，或者能不能排出，长期坚持就能形成定时排便的好习惯。

季节变更

四季气温变化大，冠心病患者需当"心"！冬春季节是冠心病患者的"魔鬼季节"，这时心绞痛和心肌梗死的发病率会增加。持续低温、阴雨和大风天气容易发病。严寒季节，冠心病患者不要忽视保暖，一旦受寒，可引起血管收缩，加重冠状动脉痉挛。此外，寒冷刺激还会使去甲肾上腺素分泌增

Part ② 冠心病家庭康复的秘笈在这里

多，血压升高。所以，冠心病患者冬季外出活动时最好戴口罩、手套和帽子；避免逆风行走；早上洗漱用温水；洗衣、洗菜时不要将手长时间泡在凉水里。

炎热的夏季也是冠心病高发的季节，因为夏季气温高，空气湿度大，人体水分大量流失，血液黏稠度增加，容易诱发冠心病。在夏季时，冠心病患者应注意防暑防晒，但也要注意调节室内温度，室内温度以25℃～27℃为宜，不要低于20℃，应经常开窗通风。同时应注意补充水分，每日饮水量约1500毫升，尽量不喝冰水，防止出现急性心绞痛等。

出游

仁者乐山，智者乐水。一到小长假，一些朋友便外出旅游，但患有冠心病的朋友们心里却感到很"没底儿"。其实，冠心病患者在病情稳定的情况下，是可以外出旅游的。节假日出游时，冠心病患者应注意避免去人多拥挤的地方，尤其是在感冒流行的季节，以免受到感染。避免在太阳下暴晒、迎风疾走、紧张、激动，这些因素容易使交感神经兴奋，心率加快，血压升高，体循环血管收缩，外周阻力增加，心肌耗氧量增多，直接影响心脏本身的血液供应。出游时应注意保暖，出门时最好戴口罩，不要随意减少衣服。带上热水或温开水，必须随身携带必要的急救药品。应有人陪同，不可单独行动，防止突发心脏病时无人照料。

在出游聚餐时应注意，切忌暴饮暴食，尽量不饮酒或少量饮酒。出游时若出现头痛、头晕、体力不支或胸闷不适等，应向一起来的人说明情况，切不可勉强支撑。若出现心绞痛等症状时，应立即含服硝酸甘油等急救药物，并找一处安静的地方休息。如果情况不能缓解应及时拨打急救电话。

应急

知道冠心病急性发作时的应急措施，关键时刻能救人一命！患者自己及家属掌握一些急救常识是非常必要的。冠心病患者如果出现胸痛、头晕、头痛、过度劳累、呼吸不畅、出汗过多、恶心呕吐以及脉搏不规律等症状，应立即停止活动，保持镇定。建议冠心病患者的口袋里常备硝酸甘油、速效救心丸等，一旦出现胸痛，马上舌下含服此类药物，并平卧。家属打开门窗，保持通风，并严密观察患者，情况严重的需要及时拨打急救电话。

如有心脏停搏、意识丧失的情况，应立即做心肺复苏。据资料显示，在救护人员赶到前迅速获得急救的患者，存活率会提高一到两倍，可是只有不到三分之一患者了解应该如何急救。

抢救的黄金时间一般是心脏停搏的四分钟之内，如果家属能够在现场第一时间施以援手，通过胸外心脏按压，让患者的心脏重新跳动起来，驱动血液流动，就可能为专业的救护赢得抢救的时机。

心肺复苏是危急关头挽救生命的重要手段之一，已经有无数的呼吸、心搏骤停患者被成功抢救。对普通人来说它只是一项急救技能，可能一辈子都用不上，但在危急时刻用上，可能会让人受益一辈子。

心肺复苏操作很简单，它不需要任何设备，在任何时间任何地点，仅仅依靠一双手，一双经过急救培训的手就可能救人一命。心肺复苏的基本技术

Part ② 冠心病家庭康复的秘笈在这里

就是快速地开展胸外按压、打开气道和人工呼吸。

一个小知识，关键时刻能救人一命，下面这些措施您真的学会了吗？

立即识别，紧急呼救

(1) 当发现患者突然倒地，意识丧失，没有呼吸或仅有很微弱的呼吸时，应立即拍打其双肩，在他的两侧耳边问：你怎么啦？你怎么啦？

(2) 如果患者没有反应，则立即呼救，让旁边的人打"120"急救电话。

立即开始心肺复苏

心肺复苏有三个步骤，依次是胸外按压、打开气道和人工呼吸。

(1) **胸外按压：** 胸外按压的场景我们在影视剧里经常能看见，对医务工作者来说它更是驾轻就熟的"手艺"。然而，这看似简单的双手一压一松，不仅十分重要还需动作标准，否则会耽误抢救患者的时机。

胸外按压手势

动作： 双臂伸直，双手重叠十指交叉，掌根贴着胸骨下半部用力快速按压。按压部位：胸骨下半部；按压速率：每分钟100~120次；按压幅度：成人胸骨按下5~6厘米，保证每次按压后胸部充分回弹。

胸外按压方法

(2) **打开气道**:气道的正确打开方式是快速胸部按压30次后,紧接着打开气道。心脏停搏或昏迷的患者,舌根下坠会把呼吸道堵塞,需要用仰头提颏法使其头后仰,这样喉咙和咽部就通畅了。

仰头提颏法打开气道

(3) **人工呼吸**：您也许见到过这样的场面，小伙跪地做人工呼吸抢救妙龄女子，竟被路人指责为流氓！要知道人停止呼吸几分钟，就会脑死亡。遇到呼吸停止的人，一定要抛开世俗观念，我行我上，救人要紧，别人的指责都无关紧要。人工呼吸是指人为地帮助伤病患者进行被动呼吸活动，使患者体内外气体交换，达到促使患者恢复自主呼吸的目的。正确的救助方法是以食指、拇指捏住患者的鼻孔，施救者用嘴包住患者的嘴，口对口吹气，以吹到伤者胸廓有起伏为宜。

胸外按压30次，口对口人工呼吸2次，以胸外按压：人工呼吸=30：2的比率循环进行。直到患者有自主呼吸或救护人员到来。

研究证明，在保持呼吸道通畅的前提下，不做口对口人工呼吸，只持续做胸外心脏按压，也能达到和常规心肺复苏一样的效果。

口对口人工呼吸

请把您的负面情绪调成"静音"

冠心病发病时，剧烈的心绞痛及濒死感会导致患者产生应激状态。患者由于对疾病的威胁和预后并不十分了解，往往会产生焦虑情绪。而同时，患者意识到重病在身，由于对前途、家庭、经济等问题的担心会产生抑郁、焦虑等情绪。精神心理问题会诱发冠心病，冠心病也可导致精神心理问题，从而形成恶性循环，加重患者病情。

一个健康的人必定是一个快乐的人、一个会管理自己情绪的人。所以，凡事都要保持乐观豁达的心态，快乐是一天，不快乐也是一天，即使是冠心病患者，为什么非要焦虑苦恼呢？健康和情绪密切相关，懂得了这个道理才能身心健康，长命百岁。

识别自己的不良情绪

不良情绪是指一个人对客观刺激反应之后产生的过度体验。通俗地讲，负面情绪就是一类让人不开心甚至痛苦的情绪，包括焦虑、紧张、愤怒、沮丧、悲伤、痛苦、难过、不快、忧郁等。

有一种东西，我们时常忽视它的存在，却又每时每刻都受它影响，它就是"情绪"。临床上，医生也总会叮嘱高血压病患者、冠心病患者要心平气和。因为，怒发冲冠对这些患者而言，是一件很危险的事情。不良情绪主要包括两种情绪体现形式：一是过度性的情绪体验，它是指心理体验过分强烈，超出了一定限度，如狂喜、过分激动等。二是持久性的消极情绪体验，它是指在引起悲、忧、恐、惊、怒、躁等消极情绪的因素消失之后，但仍数日、数周，甚至数月沉浸在消极状态中，不能自拔。过度性的情绪体验和持久性的消极情绪体验都对人有严重的危害。

自我调整

不良情绪是对内心的提醒，它告诉您这段时间工作、生活上出现了一些问题，需要着手解决。我们要懂得把负面情绪调成静音，不动声色地继续生活。

人在适度、可控的情绪范围内，如轻度愤怒、抑郁、焦虑等，交感神经活动和神经内分泌功能都会增强，它们一起调节不良情绪而避免生病。

不良情绪来袭，生活像被按下暂停键，我该怎么找回快乐？建议您此刻打开电视，看看搞笑的片子如喜剧片，或者插插花、逗逗宠物、弹弹琴、听听歌，或者向自己信任的人倾诉出来。总会有办法让自己偷偷乐一乐，何乐而不为呢？

寻求专业的帮助

有心理障碍的冠心病患者应主动联系心理医生，他们可以帮您寻找内心的宁静，帮助您找回快乐的自己。医生可通过评估患者的精神心理状态，了解患者对疾病的担忧，患者的生活环境、经济状况和社会支持对患者病情的影响，通过一对一的方式或小组干预对患者进行健康教育和咨询，促进患者伴侣和家庭成员、朋友等参与对其进行干预。轻度焦虑和抑郁的治疗以认知行为治疗为主,对焦虑和抑郁症状明显者给予对症药物治疗或转诊至精神科专科治疗。

12 患者随访有多重要?可能是生与死的差别

对患者进行诊后随访,不仅能满足患者对健康的需求,也能促进医院医疗服务质量的提高。

定期随访的重要性

患者随访非常重要,随访内容除了患者现在的症状及自我监测的心率、血压、血糖、体重等,还应包括定期到医院复查。这样,医生和患者都能及时了解患者的各项风险控制情况以及观察治疗是否达标,了解患者是否出现了药物不良反应、是否需要调整药物及康复计划等。一般来说,冠心病患者应每 3 个月检查一次。冠状动脉介入治疗术后至少 1 个月、6 个月、9 个月、1 年及 2~5 年都要定期检查。定期检查最好能定点,因为固定的医生对患者的病情更为了解,会给出正确的建议,如什么药物适合患者以及应服用多久,什么运动适合患者以及运动量等。

需要定期检查哪些项目

冠心病术后就可以高枕无忧了吗?没那么轻松,定期复查才能预防心脏病再次发作。

到医院定期复查的项目包括：血常规及凝血常规、血生化（肝肾功能、血糖等）、心电图、运动负荷试验，必要时选择动态超声心动图、冠状动脉造影或冠状动脉计算机断层成像（CT）等。

血常规及凝血常规

行血常规及凝血常规以了解血液成分（白细胞、血小板及血红蛋白）及凝血功能情况。冠心病患者需要长期服用β受体阻滞剂、硝酸酯、调脂药、抗血小板药等多种药物，这些药物有可能影响白细胞、血小板及血红蛋白等。

血生化

血生化包括肝肾功能及血脂、血糖检查，用来了解有无肝肾损害，以及血糖、血脂等危险因素控制的情况。冠心病患者多合并高血压、糖尿病等，这些疾病都会造成肝肾损害，加之药物的影响，需要定期监测。

心电图

定期复查心电图，可及早发现有无新的心肌缺血、心律失常等情况。尤其在患者有症状时，更应及时复查。

运动负荷试验

运动负荷试验包括心电图负荷试验和心肺运动负荷试验，是评价心肌缺血复发或活动耐量的有效办法，能及时评估心脏功能情况，方便调整康复计划。

超声心动图

冠心病患者定期复查超声心动图可了解心脏各房室腔大小、形态、室壁厚度及运动情况、瓣膜结构及功能等，对于评价患者心脏的整体结构和功能及有无再发心肌缺血具有重要意义。

冠状动脉造影或者冠状动脉CT

这两项检查可以了解冠状动脉病变情况，指导下一步治疗。当冠状动脉严重堵塞时，患者就容易发生心肌梗死，甚至危及生命。此时应根据具体情况，选择支架介入或者冠状动脉搭桥手术治疗。

冠状动脉 CT

冠状动脉造影

需要向医生反馈的症状和体征

辛辛苦苦奔忙了一年，工作紧张、压力大、节奏快，每天的神经都绷得紧紧的，平时身体有个小病小痛的，都不怎么在意，也没时间在意，常常是挺一挺就过去了。很多疾病早期一般没有明显症状，很容易被人们忽视，错过了最佳的治疗时机。身体有不适反应去医院时，请务必告诉医生这几个要点，真的很重要！例如，冠心病患者除了需要向医生反馈现在的症状及自我监测的心率、血压、血糖、体重等，还应该重点描述是否出现以下几种异常症状。

Part ② 冠心病家庭康复的秘笈在这里

(1) 突然出现胸口疼痛，特别是胸骨中上段后方疼痛，感觉就像被人在胸口重重地打了一拳，疼痛可能逐渐加剧甚至让您喘不过气来。具体说明有没有什么特殊原因引起您的疼痛，比如疲劳、紧张等；疼痛出现了多长时间，持续多久后开始缓解，做了什么来缓解疼痛；疼痛有没有放射到其他地方，比如上臂（特别是左上臂）、肩部、背部、脖子、下巴、牙齿或上腹部等部位。

(2) 心动过速或过慢。请具体说明有没有什么特殊原因导致您的心跳异常，比如寒冷、受惊等；最好能记下自己的心率，以及告诉医生是否伴有头晕目眩、大汗淋漓等症状。

(3) 出血症状。有的冠心病患者需要长期服用阿司匹林，有的植入支架的患者需要联合服用氯吡格雷，服用这些药物会有出血倾向。例如皮肤瘀斑、口腔牙龈出血，尤其是有消化道出血的风险，应注意有无上腹痛、恶心、呕吐、打嗝或胃灼热等容易和胃肠道疾病相混淆的症状，并观察有无皮肤瘀斑、牙龈出血和黑便。

Part 3

心衰！心衰！看一遍能记一辈子

1. 原来心力衰竭是这么回事
2. 凭什么说我得了心力衰竭
3. 别"伤心"，这样可以治心衰
4. 心动力？让人"心"可测
5. 听医生的话，心力衰竭患者一样能运动
6. 患者还能重返工作？对！能重返工作
7. 心力衰竭经受不起任何"万一"
8. 心情？心情？郁闷让您伤不起
9. 医生，能给我留个微信号方便随诊吗

王大爷，今年70岁，患有冠心病10年了，一直吃着药，很少发作心绞痛，而且自从得了冠心病，就很小心翼翼，大部分时间都在家静养，很少运动。最近1个月王大爷感冒了一个星期后发现自己身体变差了，动一下就气短，爬一层楼要休息两次，时不时还出现脚肿，称体重还比之前重了3千克。医生给他做了一系列检查后诊断为"心衰"，王大爷还第一次听说这个病，听着好像是很严重的病，满脑子疑问，自己怎么会得这样的病？得这个病的人多不多？自己到晚期了吗？能治好吗？下面我们来一一解答。

1 原来心力衰竭是这么回事

心力衰竭常见吗

您看看下面的数据就知道心力衰竭是很常见的。据报道，目前我国有心力衰竭患者1500余万人，心力衰竭患病率随年龄增长显著上升；住院心力衰竭患者死亡率为5.3%，急诊急性心力衰竭死亡率为9.6%，其中63.5%在24小时内死亡，80.9%在48小时内死亡。

看着这数据挺吓人的，其实这个病并不可怕，只要我们知己知彼，积极配合医生治疗，就一定能战胜它。

Part 3 心衰！心衰！看一遍能记一辈子

什么是心力衰竭

心力衰竭，就是医生常常说的"心衰"，当心脏的收缩和/或舒张功能受损时，心脏泵血满足不了身体所需，出现供血不足的表现，这就是心衰。简单来说，就是心脏不能正常工作了。

什么原因会导致心力衰竭

几乎所有的心血管疾病随着疾病进展，最终都可能会导致心力衰竭的发生。心力衰竭常见的病因如下。

原发性心肌损害

(1) 缺血性心肌损害：冠心病和/或心肌梗死。

缺血性心肌损害

(2) 心肌病或心肌炎：以病毒性心肌炎及原发性扩张型心肌病最常见。

病毒性心肌炎　　　　正常心脏与扩张型心肌病

> **(3)** 心肌代谢障碍性疾病：糖尿病、甲亢或甲减、心肌淀粉样变性，以糖尿病心肌病最为常见。

心脏负荷过重

> **(1)** 压力（后）负荷：高血压、肺动脉高压、主动脉瓣狭窄、肺动脉瓣狭窄，其中高血压最常见。

Part ③ 心衰！心衰！看一遍能记一辈子

(2) 容量（前）负荷：心脏瓣膜反流、先天性心脏病、甲亢、慢性贫血。

常见的先天性心脏病

在上述病因中，我们最熟悉的冠心病（包括心肌梗死）和高血压是最常见的心力衰竭高危发病因素。可见，王大爷发生心力衰竭的原因就是冠心病了。

我们只有充分了解了心力衰竭的病因，才能更好地做好相关预防措施。一旦出现心力衰竭的表现，一定要引起足够的重视，积极就医。

心衰高危发病因素

哪些因素会诱发心力衰竭呢

在上述基础心脏病的基础上，一些因素可诱发心力衰竭的发生。常见的心力衰竭的诱因如下。

感染

感染，特别是呼吸道感染，是最常见的诱因。

我们的王大爷可能就是上呼吸道感染（也就是感冒）诱发了心力衰竭的发生。

心律失常

我们正常的心律是窦性心律，心跳很规律。当心脏跳动不规律、过快或过慢，就是我们说的心律失常，特别是快速性心律失常如心房颤动（俗称房颤）、阵发性心动过速等是最主要的诱因。一般通过做心电图或24小时动态心电图可以发现，患病者常常感到心慌或心脏停搏感、胸闷等不适。

窦性心律　　　　　　　　心房颤动

心脏负荷增大

如妊娠、分娩、输液过多过快、摄入钠盐过多等。

药物作用

如洋地黄中毒或不恰当地停用洋地黄、不正确使用利尿剂等药物。

不恰当的活动和情绪

如过度的体力活动和情绪激动。

其他疾病

如肺栓塞、贫血、乳头肌功能不全等。

钠盐摄入过多

肺栓塞

心力衰竭有哪几种类型

根据不同的分类方法，心力衰竭有不同的类型。

心力衰竭按发生的缓急可分为急性心衰和慢性心衰。当发生急性心衰时，往往患者需要立马到医院就医，否则可能出现生命危险。

心力衰竭按部位可分为左心衰、右心衰和全心衰，大多数患者是心脏的左心室出现问题而导致的心衰，即为左心衰。

心力衰竭按心脏功能可分为收缩性心衰和舒张性心衰。

> **小贴士**
>
> 心脏跳动时左心室收缩将含氧丰富的血液泵出，这个泵血的时期称为收缩期；心脏跳动的休息期，左心室充满了含氧丰富的血液，这个时期称为舒张期。当左心室不能很好地泵血时称为收缩性心力衰竭，当左心室不能很好地接受流入的血液时则称为舒张性心力衰竭。

心力衰竭跟肿瘤一样分期吗

是的，跟肿瘤相似，随着疾病的发展，心力衰竭分为不同的阶段，从起始（只有危险因素，尚未有心衰）到心衰终末期，发展的全过程可分为A到D四个阶段。

心衰的4个阶段

Part ③ 心衰！心衰！看一遍能记一辈子

心力衰竭发生发展的各阶段定义及患病人群

	定义	患病人群
阶段A（前心力衰竭阶段）	患者为心力衰竭的高发危险人群，但目前尚无心脏的结构或功能异常，也无心力衰竭的症状和/或体征	高血压、冠心病、糖尿病患者；肥胖、代谢综合征患者；有应用心脏毒性药物的病史、酗酒史、风湿热史，或心肌病家族史者
阶段B（前临床心力衰竭阶段）	患者从无心力衰竭的症状和/或体征，发展成结构性心脏病	左室肥厚、无症状瓣膜性心脏病、以往有心肌梗死史者
阶段C（临床心力衰竭阶段）	患者已有基础的结构性心脏病，以往或目前有心力衰竭的症状和/或体征	有结构性心脏病伴气短、乏力、运动耐量下降者
阶段D（难治性终末期心力衰竭阶段）	患者有进行性结构性心脏病，虽经积极的内科治疗，休息时仍有症状，且需要特殊干预	因心力衰竭须反复住院，且不能安全出院者；须长期在家静脉用药者；等待心脏移植者；应用心脏机械辅助装置者

小贴士

从上面的表可以发现，您可能正处于心力衰竭早期（阶段A或B），因为心脏自身有一定代偿能力，您并没有心力衰竭的症状，但发展到一定程度（这个过程时间可长可短），心脏就无法代偿了，出现了心力衰竭的症状。所以，如果在早期就控制好您自身的疾病（如高血压、糖尿病、冠心病等），定期检查和复诊，就能延缓心力衰竭的进展。

考考您

王大爷有冠心病，现在出现了气短、体力下降、脚肿等症状，您觉得目前王大爷处在心力衰竭的哪个阶段？

解答：
阶段C（临床心力衰竭阶段）。

2 凭什么说我得了心力衰竭

王大爷爬一层楼会气短，医生说他得了心衰，那我爬三四层楼也会气短，我是不是也得了心衰？通过什么方法可以判断自己得了心衰呢？

有这些症状，可能是心衰

当出现突发不明原因的疲乏、运动耐力明显降低，劳动后出现呼吸困难、在夜间突然发生呼吸困难需要坐起来或睡觉需用几个枕头垫高头部，咳泡沫痰尤其是粉红色泡沫痰，不明原因的心悸、失眠、食欲不振、腹胀、夜尿增多、下肢水肿等症状，需警惕心衰，应及时就医。

心衰症状

Part 3 心衰！心衰！看一遍能记一辈子

为什么会出现这些症状

出现这些症状的根本原因在于心力衰竭后心脏泵血功能下降，可引起以下一系列血流动力学的改变。

心功能变化

反映心脏泵血功能的指标降低，例如心排血量减少、心脏指数降低、射血分数降低、心肌最大收缩速度减低，心室舒张末期容积增大、压力增高等，导致泵出到身体的血液少了。这些指标看着太深奥了，不用担心，做一个简单的心脏彩超就可以测量这些指标了。

心衰后心功能变化

动脉血压变化

急性心力衰竭时，由于心排血量急剧减少，动脉血压会下降（高血压引起的心力衰竭除外，可出现血压明显升高），甚至会发生心源性休克。但在慢性心力衰竭时，机体可通过自身代偿活动，使动脉血压维持在正常水平。

器官、组织血流量减少

心排血量的减少，可使动脉系统充盈不足，同时通过自身的反射引起小血管收缩，导致器官组织的血液量减少。比如，供应脑的血液不足，可出现头晕、眼花、记忆力减退等表现；供应四肢肌肉的血液不足，则会出现体力下降，容易疲劳乏力。

淤血和静脉压升高

心力衰竭时，由于水、钠潴留使血容量增加，与此同时，静脉血回流到心脏发生障碍，故血液在静脉血管中发生淤滞（即淤血），从而引起静脉压升高。比如，胃肠道淤血会出现食欲不振、消化不良、腹胀等表现；下肢淤血则会出现双下肢水肿，尤其是足部，导致原来的鞋子都穿不进去了；而肺部淤血则会出现呼吸困难（尤其是活动后）、咳粉红色泡沫痰。

心脏代偿

心力衰竭时，由于心脏排出的血液量不足以维持我们机体组织正常活动所需要的能量，这时就要动用"心脏的潜在能力"来弥补减退了的心脏功能。心脏的代偿反应包括：心跳加快、心脏收缩能力增强、心脏扩张和心肌肥厚（包括向心性肥厚和离心性肥厚）。此外，还有心脏外代偿反应，包括血容量增加，血流量重新分配到各个脏器组织，红细胞增多，组织细胞利用氧气的能力增强。这时

正常心脏和心衰患者心脏

正常心肌和心肌肥厚

的您往往没有症状。当心脏的代偿能力超过一定程度时，则出现以上失代偿的表现，出现明显的心力衰竭症状。

急性心力衰竭来势汹汹

急性心力衰竭，常常指的是急性左心衰。起病急，病情可迅速发展至危重状态，主要表现为急性肺水肿和心源性休克。

急性肺水肿

当短时间内心脏泵血功能下降引起心排血量（心脏每分钟泵出的血液量）急剧下降，心脏内血液增多，导致与心脏相连的肺的血流不能正常流向左心，出现上面提到的肺淤血（如下图胸片），可影响气体交换而引起呼吸困难。表现为突然发生严重呼吸困难、需要端坐呼吸、喘息不止、烦躁不安并有恐惧感，呼吸急促，呼吸频率可达每分钟30～50次，频繁咳嗽并咳出大量粉红色泡沫样痰，医生听诊肺部可听到湿啰音和哮鸣音。而心脏通过增加心跳次数来泵出更多的血液，表现为心率明显增快，超过每分钟100次。

端坐呼吸、肺淤血

小贴士

为什么心衰时坐着比躺着舒服？

当我们躺着时外周（尤其是下肢）的血液回流至心脏的增多，心衰患者的心脏无法将如此多的血液正常地泵出，导致肺淤血加重，所以呼吸困难更明显；而坐着的时候因重力原因血液回流减少，心脏负担减轻，肺淤血相对没那么严重，所以呼吸困难会有所减轻。因此，急性心衰患者常常出现端坐呼吸。

心源性休克

(1) 低血压： 收缩压（就是我们常常说的上压或者高压）降至90mmHg以下，或原有高血压的患者收缩压降低≥60mmHg，持续30分钟以上。当收缩压低于70mmHg，人体会出现精神恍惚、表情淡漠、反应迟钝，逐渐发展至意识模糊甚至昏迷。

(2) 皮肤湿冷，苍白和发绀，心跳大于每分钟110次，尿量明显减少（每小时少于20毫升），甚至无尿，常有烦躁不安、激动焦虑、恐惧和濒死感。

以上两种情况均属于危重状态，死亡率很高，须进入重症监护室（即我们平时听到的ICU或CCU）进行抢救和治疗。

慢性心力衰竭不可怠慢

心衰部位不同，慢性心衰的症状有所区别，下面我们看看它们的区别。

慢性左心衰的表现

慢性左心衰主要是由肺淤血引起的。呼吸困难是左心衰最主要的症状，可表现为劳累性呼吸困难、夜间突发呼吸困难等多种形式，常常伴有运动耐力下降。医生检查可发现左心室增大、心跳时强时弱，有时可能出现心跳不整齐，听诊可闻及肺部啰音。

慢性左心衰

慢性右心衰的表现

慢性右心衰主要是由体循环淤血引起的。常常表现为腹部或腿部水肿，食欲下降、厌食或胃肠道不适、乏力、颈静脉怒张、心脏增大、肝大和压痛、发绀、胸水和腹水等。

全心衰的表现

全心衰多为终末期心力衰竭的表现，其症状和体征包含左心衰和右心衰的症状和体征。该类患者常常反复住院，可能需要靠药物和/或特殊心脏辅助器械治疗，甚至需要心脏移植治疗，预后极差。

慢性右心衰

> **小贴士**
>
> 人体的血液循环分为肺循环和体循环，肺循环是心脏和肺之间血液的循环，而体循环是心脏与全身血管的血液之间的循环。

发现心衰有妙招

相信通过上述心衰临床表现的详细介绍，您可以先自己给自己诊断一下是不是得了心衰。当然确诊心衰还是得医生说了算。我们的医生通过询问病史和体格检查初步判断后，还会给您做一系列检查，比如抽血化验、心电图、胸部X线片、心脏彩超、运动负荷试验等常规检查，甚至是心脏核素扫描、心导管检查等。并不是每个人都要做这么多检查，医生会根据您的情况选择，您只需要积极配合医生即可。

别"伤心"，这样可以治心衰

"扑通扑通"的心跳声是心脏正常工作的信号，一旦心脏出现问题，那将是生死攸关的大事。心衰是一种进展性的疾病，越早治疗，效果越好。如果不及时治疗，心衰的症状会越来越严重，每一次的加重都会给心脏带来不可逆的伤害。治疗心衰，"标本兼治"才是硬道理。

治疗原发病

原发病的治疗是"治本"。心衰常见的原发病包括：冠心病、高血压、心肌病、瓣膜病、先天性心脏病（房间隔缺损、室间隔缺损、法洛四联症）等（这些病的治疗方法详见本书相关内容）。

Part 3　心衰！心衰！看一遍能记一辈子

为心脏减轻负担

当发生心力衰竭时，我们的心脏负担非常重，如同超载拉货的驴，大汗淋漓、气喘吁吁，跑得非常费劲。心衰治疗是心血管疾病治疗领域面临的严峻挑战！而治疗心力衰竭的药物可以帮助我们的心脏减轻负担，改善心衰的症状。这是"治本"。

心衰的形象比喻

改善心衰症状的药物主要有：洋地黄类药物、利尿剂、血管扩张剂。

洋地黄类药物

洋地黄类药物包括毒毛花苷K、西地兰（静脉给药）、地高辛（口服药物）等。这类药物主要起强心作用，让我们的心脏"跑"起来更有劲，以保证泵出足够的血液供全身各大器官使用。该类药物的副作用包括减慢心率和洋地黄中毒。洋地黄中毒早期的表现是恶心呕吐、食欲不振等胃肠道症状，还可能有头痛头晕、精神错乱、视觉障碍、心律失常等表现，容易发生在老年人、肾功能不全、低体重的患者身上，若您服药期间出现以上不适，应及时就医。但大部分人都能耐受，建议您不要自行调药或停药。

洋地黄类药物的形象比喻

利尿剂

利尿剂的作用主要是利尿，促进电解质和水排出体外，减轻心脏的负担，让心脏"跑"起来更轻松。常用的包括氢氯噻嗪、呋塞米（速尿）、托拉塞米、安体舒通（螺内酯）等。

该类药物的副作用主要是水、电解质紊乱，如脱水、低钾血症、低钠血症等，还可能引起血压下降。如果您服药期间出现口干、乏力、头晕等表现，需注意利尿剂的副作用。因此，要定期到医院复诊和抽血检查，每天测量血压和体重。

血管扩张剂

血管扩张剂的作用主要是扩张外周动静脉，减少回心血量，减轻心脏的负担，让心脏工作起来更轻松。血管扩张剂包括硝酸酯类（如硝酸甘油、单硝酸异山梨酯等）、血管紧张素转化酶抑制剂（ACEI）（如培哚普利、雷米普利、贝那普利等带"普利"二字的药物）、血管紧张素受体阻滞剂（ARB）（如替米沙坦、缬沙坦、厄贝沙坦等带"沙坦"二字的药物）。

这类药物因能扩张血管，会引起头痛、头晕等不适，还有降血压的作用，所以，您每天监测血压是非常必要的。此外，ACEI类药物最常见的副作用是刺激性干咳，如果该反应明显，医生可能给您把药换成ARB类，

ARB类药物该项副作用较小。需要注意的是，ACEI/ARB类药物均可能引起高钾血症，对于血钾高、肾功能不全的患者要慎用。

血管扩张剂的形象比喻

"黄金三角"让心脏"跑"得远一点

血管紧张素转化酶抑制剂/血管紧张素受体阻滞剂（AECI/ARB）、β受体阻滞剂、醛固酮受体拮抗剂，这三类药物被称为改善心衰预后的"黄金三角"，不仅可以改善心衰症状，还能改善您的心脏功能，逆转心脏结构的改变，从而预防心衰进展，降低再住院率和死亡率，延长您的寿命，提高生活质量和生存质量。

改善心衰的"黄金三角"

AECI/ARB

如前述。

β受体阻滞剂

常用的β受体阻滞剂有倍他乐克（美托洛尔片和美托洛尔缓释片）、比索洛尔片、卡维地洛等，其作用是让心脏"跑"得慢一点，使心脏做功少一些，从而心脏消耗氧也少一些。此外，该类药物还有预防和治疗心律失常的作用，可以减少心脏猝死的发生。通常建议心衰患者安静休息时的心率控制在每分钟60次左右。

β 受体阻滞剂的形象比喻

醛固酮受体拮抗剂

除了前面提到的安体舒通（螺内酯），还有一种新型的药物——依普利酮，该药相对安体舒通副作用小，同时价格也较昂贵。

新型药物——播种希望的种子

随着医疗水平的进步，不断有新药被用来治疗心衰，并被证实是可以改善心衰症状和预防心衰进展的。比如，伊伐布雷定是一种新型减慢心率的药物，常常被用在标准使用β受体阻滞剂但心率还较快的患者身上。沙库巴曲缬沙坦钠片（商品名：诺新妥），是目前较热门的一种药，有利尿、扩张血管、降低血压等作用，不仅能改善心衰症状和心脏功能，还能延缓心衰的进展。此外，还有一类用于治疗有心血管病高风险的2型糖尿病患者的新药，包括卡格列净、达格列净，既能降血糖，也能预防或延缓心衰的发生，已在临床广泛使用。

我们的科学家通过锲而不舍地研究，已发现多个治疗心衰的新靶点，相信在不久的将来，您会有机会享用更多更有效的抗心衰药物。所以心衰并不可怕，只要您不放弃，就有希望重返幸福快乐的生活。

> **给读者的话**
>
> 药物治疗是心衰治疗的基础，要想达到药物最佳效果和药物最小副作用，建议您遵从医生医嘱，坚持服药，不要自行调药或停药，定期到医院复诊。

电生理治疗——让您衰竭的心同步在线

若经过积极的药物治疗3~6个月仍无法纠正心力衰竭的症状，经专科医生充分评估后可考虑行心脏再同步化治疗（CRT，又称双心室起搏），简单来说，就是安装一个起搏器。

重度心衰患者多数存在左右心室不同步收缩的现象，导致心衰症状难以纠正，而心脏再同步化治疗通过双心室起搏的方式使左右心室同步收缩，这种治疗可以改善患者的心脏功能，提高运动耐量以及生活质量，同时还可以逆转左心室结构的改变。

"心脏再同步化治疗"的形象比喻

手术救"活"了他的心

人们常常觉得药物治疗才是最好的方法,其实不然,尤其对于原发病来说,如果能通过手术纠正心脏的异常,那么我们就可以在早期阻止心衰的发生。如果发展到心衰终末期,手术可能是最后的救命稻草。

原发病的手术治疗

如前所述,治疗原发病是"治本",对于有手术指征的患者来说,应该积极手术治疗。如冠心病进行冠脉支架植入术(PCI)或冠脉搭桥术(CABG);瓣膜病进行瓣膜修补或置换术;房间隔缺损、室间隔缺损等先天性心脏病进行房间隔或室间隔缺损修补术等。

心力衰竭的手术治疗

终末期心力衰竭患者可考虑手术治疗,包括心脏辅助装置、全人工心脏和心脏移植。

(1) **心脏辅助装置**：如右图,将左心房或左心室的血流引入辅助泵体,经泵体驱动血流进入主动脉,完全替代左心泵血功能。经左心辅助后,左心室室内张力可降低80%,心肌需氧量降低40%,是纠正顽固性心衰和心脏移植前的一种理想治疗手段。

心脏辅助装置

(2) **全人工心脏：** 全人工心脏是一种用于代替心脏下部两个腔室的设备。这两个被替代的腔室被称为"心室"。如果心力衰竭到了晚期而导致两个心室都无法再发挥功能，就可能会利用到这种设备。

全人工心脏和正常心脏

(3) **心脏移植，"换心"重燃希望：** 心脏移植主要是针对晚期充血性心力衰竭和严重冠状动脉疾病进行的外科移植手术，是将已配型成功的人类捐献心脏完整取出，植入所需受体胸腔内的同种异体移植手术。其实，心脏移植并不是心脏病的常规治疗方法，而是挽救终末期心脏病患者生命和改善其生活质量的一种治疗手段。

心脏移植

当自己的管家

心力衰竭的预防和治疗是一个长期的过程，患者学会自我管理是非常重要的，可以大大减少住院的概率，也让自己有机会过上和正常人一样的生活。

服药

将服药当作日常生活的一部分，坚持规律服药，定期到医院复诊，告知医生您的病情，方便医生随时调整药物。若感觉身体不舒服或服药后出现不良反应，切勿自行随意停药，应及时就医。

> **小贴士**
> 1. 若发生感冒、发烧、腹泻、关节疼痛等不适，不要擅自服用感冒药、退烧药、止泻药、消炎药、止痛药等非处方药物，必须向医生咨询。
> 2. 有些中药与您服用的西药存在相互作用，必须向医生咨询。

饮食

低脂清淡饮食，少量多餐，忌饱餐和刺激性食物，多吃新鲜蔬菜和水果，保持大便通畅，戒烟酒。

心衰患者饮食方案

Part 3 心衰！心衰！看一遍能记一辈子

控制饮水

避免大量饮水，以免增加心脏负担。建议成人每天液体摄入量为1000～1500毫升，包括饮食摄入量和输液量。若心衰较重，则饮水量要进一步减少，甚至每天低于1000毫升。饮水应尽量安排在白天间歇饮用，以免夜尿频繁，影响睡眠。

限盐

限盐的程度根据患者心衰的程度和利尿剂治疗的情况而定。正常成人摄入食盐＜6克/天，心功能Ⅱ级者＜5克/天，心功能Ⅲ级者＜2.5克/天，心功能Ⅳ级者＜1.25克/天或忌盐。患者低钠饮食不仅是限制盐、酱油的摄入，还要限制含钠量高的食品如腌制小菜等。但过分的低盐饮食又会感觉乏味，可用糖、醋等做调味以增进食欲。

限盐量

> **小贴士**
> 1. 若您采用低钠膳食时，可不必严格限制饮水量。
> 2. 如果您喜欢喝汤，建议您减量，因为汤不仅水分多，油脂也多。
> 3. 若您需长期服用利尿剂，限盐限水可适当放宽要求，以免造成体内水、电解质紊乱。

学会写日记，每天做记录

(1) 血压、脉搏、血氧饱和度，糖尿病患者还需测量血糖。

建议每天测量2~3次血压、脉搏和血氧饱和度，血压和脉搏最好在每天早晨醒来起床前、午睡后、晚上睡觉前平躺至少5分钟测量，每次测量同一只手。若有不适症状，可随时测量。

(2) 每天统计摄入量、排出量，并计算二者的差值。

要求摄入多少就要排出多少，保持出入量平衡，以免加重心脏负担。病情控制稳定的患者每天保持平衡即可，如有水肿或者心衰加重时，则要求排出量大于摄入量以减少体内液体潴留，减轻心脏负荷。

(3) 每天监测体重。

体重能更准确地反映体内水分是否过多，因为摄入的食物、吸入的空气、呼出的气体和大便均含有水分，以及皮肤表面水分蒸发，这些情况均较难准确测量。

Part 3 心衰！心衰！看一遍能记一辈子

 小贴士

1. 建议每天同一时间使用同一台秤称体重，最好在清晨空腹、排尿排便后、穿单衣且不穿鞋进行测量。

2. 如果3天内体重增加大于2千克，提示存在液体潴留的情况，需注意是否有下肢水肿、气促加重等心衰的表现，应及时咨询医生是否需要调整利尿剂剂量。

心衰患者自我管理日记

日期	体温℃	血压（mmHg）			脉搏（次/分）			血氧饱和度%			体重（千克）	摄入总量（毫升）	排出总量（毫升）
		早	中	晚	早	中	晚	早	中	晚			

备注：摄入量主要包括饮水量、进食量，如摄入食物100克可计为100毫升。
排出量主要包括尿量、大便量，若出汗较多也需计算入内，出汗量可通过出汗后衣服重量减去干衣服重量计算

(4) 规律生活，不熬夜，保持心态平和。

(5) 适当运动。

(6) 生活中避免诱发心力衰竭发作的因素。

高风险人群，一定要警惕诱发心衰的因素！！！

感冒受凉

心律失常

情绪激动，精神紧张

妊娠或分娩

输液过多、过快

突然停药

心衰的诱因

4 心动力？让人"心"可测

王大爷的心衰经过积极治疗后逐渐好转，开开心心地准备出院回家。

医生：大爷，您的心脏我给您修理好了，接下来得靠您自己好好保养了。

王大爷：我会听你的话的，好好吃药。

医生：吃药是不够的，您还得动起来，不能再静养了。出院前我会给您检测下您运动时心脏的反应。

王大爷：人家不都说心脏病患者要少活动吗？您让我运动，我的心脏能受得了吗？

医生：您已经过了需要卧床休息的急性期了，下面让我来给您详细解释。

运动时心脏和血管的反应

我们的身体是个有机的整体，每个"零件"都正常工作才能保证人体健康，任何一个"零件"出了问题都可能危害生命。而参加适当的有"氧"运动能有效地保障我们身体"零件"的健康。运动对正常人的心血管系统有哪些影响呢？

运动时血流重新分布

运动时，机体需要的氧气量明显增加，我们的心血管系统将会通过增加心脏的射血量来增加给机体的血液供应，从而满足肌肉组织对氧气的需求；与此同时，会运走体内过多的代谢产物，以保障肌肉持久地运动。

参与运动较多的，比如心脏和肌肉，会获得较多的血流量，而不参与运动的那部分肌肉和内脏就只能获得较少的血流量了。

运动时血流重新分布

比如，在运动的起始阶段，皮肤中的血流是减少的，但随着运动的不断进行，肌肉会源源不断地产生热量，使得人体温度升高。为了确保体内产生的热量能及时散发出去，机体不得不扩张皮肤血管，增加皮肤内流量，以增加皮肤散热。

运动时动脉血压和心率的变化

运动时，动脉血压的变化跟心脏每分钟的射血量、运动强度和运动方式有关。随着运动强度的增加，收缩压随之升高，舒张压则相对稳定或轻度升高，而心率也会随着运动强度的增加而增加。当运动停止后，我们的心率血压很快恢复到运动前的水平。

心血管系统对运动的适应

经常进行运动锻炼的人，其心血管系统的适应能力也会逐渐增强，机体的运动能力也会相对提高。一般表现如下。

（1）窦性心动过缓： 我们经常会听到有部分运动员说，他的静息心率才每分钟40~60次，这便是窦性心动过缓。运动锻炼，特别是耐力性练习可使静息心率减慢，而我们所说的运动员出现窦性心动过缓大多是经过长期训练后心功能改善的良好反应。

心率：56次/分

心率：46次/分

窦性心动过缓

② 运动性心脏增大： 研究表明，经常参与运动的人，其心脏会比一般人的心脏大，这种心脏增大是运动性心脏增大，心脏外形丰实，收缩力也较强，其潜在能力更是比一般的心脏要高。这是长期运动后心脏对运动负荷产生的一种正常的、良好的反应，跟心衰引起的心脏增大是有区别的，大家完全不用怀疑是不是自己的心脏出了问题。

运动性心脏增大

心衰时运动反应正常吗

心衰患者运动时也会出现血液重新分布、血压升高和心率加快，但这些反应并不是那么正常，所以心衰患者常常感到运动很费劲。心力衰竭时因心脏泵血功能下降，导致下肢供血不足，下肢容易疲劳，表现为体力下降；因心脏血泵不出去，与心脏相连的肺的血流则淤滞了，不能有效地进行气体交换，导致呼吸困难，尤其是当活动时容易缺氧；因神经调节功能异常，导致活动后心率上升比正常人快，患者往往感到活动后心慌不适，即使停止运

心衰患者运动费劲

生命在于运动

动后心率恢复也很慢。因此,您常常感到活动起来费劲,总是让自己尽量休息,但这种休息会引起肌肉萎缩,体力进一步下降,形成恶性循环。

因为运动费劲,在很久很久以前流行"卧床疗法",但这个时代早已过时了,现在流行"运动疗法"。俗话说得好,生命在于运动。病情稳定的心衰患者的生命也同样需要运动。"没错,这不是开玩笑!"

别着急,后面会详细解说运动对心衰患者的好处,也会告诉您适不适合运动,如何安全地运动,敬请期待。下面我们来看看怎么检测您的心脏的运动反应。

测测您的心脏是否还年轻

很多人会说,我在医院已经抽了血、做了心脏彩超、CT或磁共振成像(MRI)检查,医生说我心衰了,心脏不太好。难道我的心脏就真的不好了?我不能像正常人那样出去活动,不能像正常人那样生活了吗?答案是否定的。因为上面的检查都是安静状态下进行的,不能反映您活动状况下的心脏是好还是不好。

别着急,心脏好不好,测测就知道了!咱们可以通过一些方法来检测您的心脏到底是什么情况,看看您到底能不能活动。常用的方法如下。

运动负荷试验

常用的运动负荷试验有心电运动负荷试验和心肺运动负荷试验。测试方法:在严密的医疗监护下,受试者在跑步机或功率自行车上进行运动,运动强度将逐渐增加,通过运动时血压、心率、心电图、呼吸时吸入的氧气和呼出的二氧化碳的变化等指标,来评估您的心肺功能和运动风险,还能测定最大运动耐量,帮助医生为您制订安全有效的"运动处方"——可以做多大量的运动、做什么样的运动、每周做几次、每次做多长时间等。

心电运动负荷试验

心肺运动负荷试验

目前来说,心肺运动负荷试验是评估心肺功能和运动能力最准确的方法,且越来越受欢迎。该方法可测得非常多的数据,大部分患者反映看不懂。其实,对您来说,知道峰值摄氧量(peak VO_2)、无氧代谢阈值(AT)和代谢当量(MET)就足够了,因为通过这几个指标就可以对心功能进行准确分级。

方法一:根据峰值摄氧量(peak VO_2)和无氧代谢阈值(AT),心功能可分为A、B、C和D级,从A到D级,心功能由好到差,运动风险则由低到高。

心功能分级标准 [mL/(min·kg)]		
分级	peakVO_2	AT
A	> 20	> 14
B	16~20	11~14
C	10~15	8~10
D	< 10	< 8

方法二：通过代谢当量（MET）对心功能进行分级。

最大运动负荷时MET与心功能状况	
METs	心功能状况
＞7	心功能正常
7	心功能轻度受损
5～6.9	心功能中度受损
3～4.5	心功能重度受损

六分钟步行试验

越来越多的人喜欢用健步走的方式来锻炼。走路，不仅可以锻炼身体，也可以评估心脏功能。这里给大家推荐的是六分钟步行试验（6MWT）。六分钟步行试验的运动强度接近日常生活，是一项简单易行、安全、方便的试验，医生常用来评定慢性心衰患者的心脏功能和运动耐力。

具体方法：在一段安静的、空气流通的走廊（长约30米）上，在两头及中间各放一把椅子，用作标记以及让受试者休息用。测试前先让患者熟悉测试过程和测试环境，了解测试目的，然后尽可能地用我们平常的步行速度在走廊里来回行走，在6分钟内步行完所能达到的最大距离。在运动试验前、后，我们均需要监测心率、血压和血氧饱和度等。若测试过程中出现明显的症状，如头晕、心绞痛、气短和晕厥等，医生应立即停止测试，并给予相应的治疗。

六分钟步行试验

根据六分钟步行距离分为4个等级：

1级：＜300米。

2级：300～374.9米。

3级：375～449米。

4级：＞450米。

级别越高，心功能越好。

给自己的心脏打分吧

如果您在医院进行了以上评估，您可以拿出您的报告，给自己的心脏打分，看看自己的心功能处于什么级别。另外，心衰患者还可通过纽约心脏病协会制订的心功能分级方法对自身的心脏功能进行自我评估。

纽约心脏病协会（NYHA）按诱发心力衰竭症状的活动将心功能的受损状况分为四级。

Ⅰ级：患者患有心脏病，但活动量不受限制，平时一般活动不引起疲乏、心悸、呼吸困难或心绞痛。

Ⅱ级：心脏病患者的体力活动受到轻度限制，休息时无自觉症状，但一般体力活动下可出现疲乏、心悸、呼吸困难或心绞痛（简单记忆：爬楼梯可爬到三楼）。

Ⅲ级：心脏病患者体力活动明显受限，小于平时一般活动即引起上述症状（爬楼梯不到2层楼）。

Ⅳ级：心脏病患者不能从事任何体力活动，休息状态下出现心衰的症状，体力活动后加重。

NYHA心功能分级越高，说明心脏功能越差，这与前面提到的六分钟步行试验结果分级是相反的。

六分钟步行试验分级与 NYHA 分级

6MWT 分级	距离（米）	NYHA 分级
I	< 300	VI
II	300 ~ 374.9	III
III	375 ~ 449	II
IV	> 450	I

所以说，人生处处是希望，心衰了，别绝望，我们有各种科学的评估方法来评估您的心脏到底好不好。接下来，是时候好好锻炼您的心脏了，让我们一起来呵护您受伤的心吧！

 考考您

王大爷出院前爬楼梯可至3楼，六分钟步行距离380米，心肺运动试验结果：峰值摄氧量为19mL/(min·kg)，无氧代谢阈值12mL/(min·kg)，代谢当量为5.1METs。

请您根据上述几种方法给王大爷的心脏功能打打分，看看他能不能运动。

解答：王大爷六分钟步行试验分级为III级，NYHA分级为II级。峰值摄氧量和无氧代谢阈值结果，提示其心功能分级为B级；代谢当量结果提示心功能中度受损。欲知"王大爷能不能运动及如何运动"，请继续往下看。

听医生的话，心力衰竭患者一样能运动

每一个心衰患者，常常深有体会，家人叫您"静静，躺一会儿不要动"，好心人让您"静静，不要动"。那么问题来了，心力衰竭患者真的只能

Part ③ 心衰！心衰！看一遍能记一辈子

"静静"吗？

医生要告诉您的是，近年来经国内外专家证实，合适的运动康复治疗对于心衰患者是安全的，并且是十分有益的。但是，这个医嘱要划重点哦！合适的运动才是安全的！

坚持运动，能给心脏带来什么好处

心力衰竭患者只能卧床治疗的时代已经过去，您必须更新观念！

已有大量的研究证据表明，运动训练对慢性心力衰竭患者是安全的，而且疗效是确切的，其作用如下：

（1）可调节自主神经功能，降低心率和血压。

（2）可改善血管内皮功能，增加冠状动脉的供血，降低心脏负荷。

（3）可抑制心肌肥厚或心脏扩大，改善心功能。

（4）可抑制炎症因子的过度表达，增强抗氧化能力。

（5）可提高骨骼肌和心肌有氧代谢能力，改善骨骼肌摄氧和利用氧的能力，从而改善患者的运动耐量和心肺功能。

（6）可改善患者生活质量，提高生存率，降低死亡率。

另外，对于那些还没有发生心衰的心脏病患者，运动还能预防心衰的发生。

因此，无论纽约心脏病协会或欧洲心脏病协会的《成人慢性心力衰竭指南》，还是《慢性稳定性心力衰竭运动康复中国专家共识》，都强烈推荐慢性稳定性心力衰竭患者均应接受以运动为基础的心脏康复治疗。

务必记住："运动是良医！""运动是良医！""运动是良医！"重要的话

说三遍。

心力衰竭患者该如何安全有效地进行运动？看看医生怎么说

天下没有免费的午餐，心力衰竭患者进行安全且有效的运动是有条件的，需考虑几个问题：哪些患者适合运动？哪些情况不适合运动？如何保障心衰患者安全运动？怎么运动才有效？

下面我们给大家解读下《慢性稳定性心力衰竭运动康复中国专家共识》的内容，为大家回答上面的问题。

哪些心衰患者适合运动

NYHA 心功能分级 I～III 级的慢性稳定性心力衰竭患者均应考虑接受运动康复。

非常重要的一点，无论 NYHA 心功能分级有多高，准备参加运动前必须请心脏康复专科医生进行充分的运动风险评估和筛选。

哪些心衰患者不适合运动？

① 当出现以下情况时不适合进行运动训练：

① 近3～5天静息状态进行性呼吸困难加重或运动耐力减退（提示心衰加重了）。

② 低功率运动负荷下出现严重的心肌缺血（小于2METs，或<50W）。

③ 未控制的糖尿病。

④ 近期发生肺栓塞。

⑤ 血栓性静脉炎。

⑥ 新发心房颤动或心房扑动。

Part ③ 心衰！心衰！看一遍能记一辈子

(2) 如果发生以下情况，进行运动训练可能会增加风险：

① 过去1~3天内体重增加＞1.8千克。

② 正接受间断或持续的多巴酚丁胺治疗。

③ 运动时收缩压降低。

④ NYHA 心功能分级Ⅳ级。

⑤ 休息或体力劳动时出现复杂性室性心律失常。

⑥ 仰卧位时静息心率≥100次/分。

⑦ 先前存在合并症而限制运动耐力。

简单地说，必须是"稳定"的心衰患者才适合运动。

 考考您

以王大爷目前的情况，他适合进行运动康复吗？

解答：王大爷经过治疗后病情已经稳定，没有上面的情况，是可以在医生指导下进行运动康复的。

心衰患者运动时是否需要监测

对于符合运动康复标准的心衰患者，必须按下表进行危险分层，以判断运动中是否需要心电图、血压监测及监测次数，争取最小风险、最大获益。

纽约心脏病协会危险分层标准

危险级别	NYHA 心功能分级	运动能力	临床特征	监管及心电图、血压监测
A	Ⅰ	＞6METs	无症状	无须监管及心电图、血压监测
B	Ⅰ或Ⅱ	＞6METs	无心力衰竭表现，静息状态或运动试验≤6METs时无心肌缺血或心绞痛，运动试验时收缩压适度提高，静息或运动时出现阵发性或持续性室性心动过速，具有自我调节运动强度的能力	只需在运动初期监管及心电图、血压监测

（续表）

危险级别	NYHA心功能分级	运动能力	临床特征	监管及心电图、血压监测
C	Ⅲ或Ⅳ	<6METs	运动负荷<6METs时发生心绞痛或缺血性ST段压低，收缩压运动时低于静息状态，运动时非持续性室性心动过速，有心搏骤停史，有可能危及生命	整个运动过程需要医疗监督指导和心电图及血压监测，直至确立安全性
D	Ⅲ或Ⅳ	<6METs	失代偿心力衰竭，未控制的心律失常，可因运动而加剧病情	不推荐以增强适应为目的的活动，应重点恢复到C级或更高级，日常活动需根据患者评估情况由医生确定

心衰患者运动出效果有诀窍

既然运动对心衰患者有这么多好处，那是不是运动越多越好？强度越大越好？

心衰患者运动可是要讲究天时地利人和的："天时"是必须有专业的"裁缝"量体裁衣，即制订个体化的运动处方；"地利"是已经经过了优化药物治疗，且病情稳定；"人和"则是患者必须认识到运动的必要性和好处，并能积极配合和坚持。

制订个体化运动处方是一门艺术，需要我们重点学习。

遵循运动处方制订的总原则，包括6大要素：运动形式、运动强度、运动进度、运动时间、运动频率和注意事项，其中运动强度是制订运动处方的核心内容，直接关系到运动的安全性和效果。慢性心力衰竭患者运动具有一定危险性，掌握合适的运动强度更是制订及执行慢性心力衰竭患者运动处方的关键，下面我们一一道来。

运动处方的要素

Part ③ 心衰！心衰！看一遍能记一辈子

(1) **运动形式**：有氧运动是慢性心力衰竭患者运动康复的最主要形式，也是基础。有氧运动种类包括走路、踏车、游泳、骑自行车、爬楼梯、打太极拳、八段锦、体操等，其中，在医院以固定功率踏车较为常用。

必须强调，无论选择何种运动形式，尤其是在家中进行锻炼时，必须选择的是患者感兴趣的且容易实现的运动，这样才能达到事半功倍的效果。

踏车

运动形式

(2) **运动时间**：每次运动30~60分钟，包括热身运动、真正运动时间及放松整理运动时间。热身运动一般为10分钟，针对体力衰弱的慢性心力衰竭患者，建议延长热身运动时间；真正运动时间为20~30分钟，体力衰弱者可从10~15分钟开始，以后渐增；放松整理运动时间为5~10分钟。对于最初运动耐量极差的患者，开始可用间歇性运动代替持续性运动，例如，将一次连续30分钟的运动分解为3次或4次的单独运动，经过几周后，随着每次运动时间的延长，休息时间相应缩短，直至可完成连续30分钟的运动。

热身运动和放松整理运动是任何运动训练的重要组成部分。运动前充分热身，一是为了避免突然运动引起肌肉、韧带和关节损伤；二是我们的身体需要时间来充分适应运动状态，尤其是我们的心脏，突然运动可能导致心脏负荷过重，造成意外。运动后需放松整理，是因为通过适度拉伸肌肉，可以促进肌肉恢复，降低肌肉酸痛感；更重要的是如果突然停止运动，回心血量急剧下降，导致心排血量不足，轻者出现头晕，重者出现低血压，甚至晕厥或心搏骤停。

运动前热身 + 运动后放松

如果在功率车上踏车，完成关节拉伸活动后，以0瓦或较低瓦数开始踏车热身，然后过渡到运动阶段；按设定强度运动完成后继续以低瓦数或0瓦踏车放松，最后再次进行以上拉伸活动。

(3) **运动频率：** 只有坚持规律运动，心脏才能受益，建议每周运动3~5次。

(4) **运动强度：** 建议中等运动强度，可参照心率、峰值摄氧量（peak VO$_2$）、无氧代谢阈值（AT）、Borg自我感觉用力评分分级法等确定。

① 以心率为标准确定运动强度：建议慢性心力衰竭患者的运动目标心率从50%~60%最大心率开始。最大心率=220-年龄（岁），例如一名60岁的患者，最大心率是220-60=160次/分，160×50%=80次/分，160×60%=96次/分；其运动目标心率从每分钟80~96次开始。但该公式仅为预测的最大心率，是理论数据，受很多因素影响，建议以运动负荷试验中测得的实际最大运动心率计算。

另一种判断运动目标心率的方法是心率储备法，该方法不受药物影响。心率储备（HRR）=最大运动心率-静息心率，取心率储备的40%~70%。针对慢性心力衰竭患者，建议从40% HRR开始，逐步递增。例如一名60岁的患者，静息心率是每分钟80次，假设运动负荷试验测得最大运动心率是每分钟160次，用心率储备法计算目标心率是80+（160-80）×0.4=112次/分。也就是说，该患者运动时的目标心率从每分钟112次开始，逐步递增，最大不超过心率储备的70%，即80+（160-80）×0.7=136次/分。该患者的运动处方目标心率范围是每分钟112~136次。

② 以峰值摄氧量（peak VO$_2$）为标准确定运动强度：取50%~80% peak VO$_2$不等，其中70%~80% peak VO$_2$最为常用。针对慢性心力衰竭患者，建议从50% peak VO$_2$开始，逐步递增。

③ 以无氧代谢阈值（AT）为标准确定运动强度：AT对应的运动强度相当于中等运动强度，不超过AT的运动是较安全的运动。常常以AT时的心率作为日常训练的目标心率。

再次提醒：心肺运动负荷试验可准确测得peak VO_2和AT，以此数据为依据设定运动强度是最准确的，这就是要做运动负荷试验的原因。

④ 以Borg自我感觉用力评分分级法为标准确定运动强度：推荐11~14分（20级表）。

Borg自我感觉用力评分分级法

计分	自觉的用力程度
6	
7	非常非常轻
8	
9	很轻
10	
11	轻
12	
13	稍稍用力
14	
15	用力
16	
17	很用力
18	
19	非常非常用力
20	

上面介绍的四种方法是医生为您制订运动处方的依据，比较专业，您可能不一定理解。没关系，下面给您介绍您一定能学会的方法。

如果在家中进行自我锻炼，根据目标心率和自感劳累分级评分来调节运

Part 3 心衰！心衰！看一遍能记一辈子

动强度比较简单。比如，如果您的家中有心率带或运动手表，或者您会自己数脉搏，您可以根据医生设定的目标运动心率来调节运动强度，当心率低于目标心率时，可缓慢增加速度及强度。

运动手表

心率带

小技巧：如何数脉搏？将右手食指、中指指端表面轻压于左侧腕部桡侧动脉搏动明显处，数10秒钟脉搏搏动的次数，将此数乘以6得到的数就是一分钟的心率了。运动时脉搏会更强，更容易触摸。

如果以上方法您不会，那您可以采用Borg自我感觉用力评分分级法。运动时感觉稍稍用力或疲劳（即11～14分），说明您达到了合适的运动强度。

另外，您还可以采用谈话法。合适的运动会使谈话时的呼吸比平时深长且加快，但不应该感到气促。

注意：实际训练过程中运动强度、时间和频率不是一成不变的，随着运动耐力的提高，可进行调整，但需遵循循序渐进的原则。建议定期复测运动负荷试验，以评估效果和调整运动处方。

数脉搏

(5) 有氧运动： 有氧运动包括连续有氧运动和间歇有氧运动两种方式。连续有氧运动步骤为热身—运动—放松整理，中间的运动阶段平稳。间歇有氧运动步骤仍然为热身—运动—放松整理，

有氧运动

但中间的运动阶段不是平稳的，呈运动、间歇、运动、间歇交替的状态。例如患者采用健步走的训练，若采用连续有氧运动方式，则为：热身5分钟—步行（5公里/小时的速度持续15分钟）—放松整理5分钟；若采用间歇有氧运动方式，则为：热身5分钟—步行（3公里/小时的速度持续2分钟）—步行（7公里/小时的速度持续2分钟）—步行（3公里/小时的速度持续2分钟）—步行（7公里/小时的速度持续2分钟）—步行（3公里/小时的速度持续2分钟）—步行（7公里/小时的速度持续2分钟）—步行（3公里/小时的速度持续2分钟）—步行（7公里/小时的速度持续2分钟）—放松整理5分钟。

连续有氧运动和间歇有氧运动均可增加峰值摄氧量（即最大运动耐力），但是间歇运动更容易被心衰患者接受，尤其是刚开始进行运动康复的患者。间歇有氧运动强度分高强度与中低强度两种，患者根据自身的运动能力选择。中低强度间歇有氧运动更安全，可在运动训练早期或家中自我锻炼时采用。高强度间歇有氧运动是近些年来比较热门的一

高强度间歇有氧运动强度变化

种运动模式，被证实是有效的，但考虑到安全性，建议在医生监测下进行。

(6) 有氧运动进度： 通常经过6~8周的运动，运动耐力等有所改善，可考虑运动强度和运动时间逐渐增加，一般情况下每4周复测运动试验，根据运动试验的结果，调整运动处方，直至完成36次运动治疗，以后，每半年或一年复测运动试验。

(7) 有氧运动注意事项： ① 认真评估，运动中注意热身与整理阶段，高度重视患者运动中不适主诉及症状、体征的变化，做好应急预案。② 学会识别高危患者，危险分层为C、D级患者要求运动时配戴心率监测设备，必要时配戴血氧饱和度监测设备，以保证运动治疗的有效性和安全性。③ 正确处理糖尿病患者运动与药物相互作用的关系，运动时间应避开降糖药物血药浓度达到高峰时间，在运动前、中或后可适当增加饮食，避免出现低血糖。

(8) 除了有氧运动方式，还有其他适合心衰患者的运动吗？答案是肯定的。除了有氧运动，抗阻运动和柔韧性训练都是有氧运动的有效补充。

抗阻运动可改善肌肉收缩力，更好地提高心力衰竭患者的亚极量运动耐

弹力带训练

力。有研究证实有氧运动与抗阻运动结合可提高运动康复效果。主要采用哑铃、沙袋、弹力带及其他器械训练。

B级和C级慢性心力衰竭患者经过3~4周有氧运动后建议进行抗阻运动。建议分3个阶段对慢性心力衰竭患者进行抗阻运动训练。第1阶段为指导阶段，主要是掌握正确的方法，提高肌肉间协调性。第2阶段为抗阻训练或耐力训练阶段，主要是提高局部有氧耐力和肌肉间的协调性。第3阶段为力量训练阶段，提高肌肉的体积和肌肉间的协调性。抗阻运动训练方法可参考下表。

慢性稳定性心力衰竭患者抗阻运动训练建议

训练阶段	强度	重复次数（次）	频率（次/周）
指导阶段	<30%1-RM，RPE<12	5~10	2~3
抗阻训练或耐力训练阶段	30%~40%1-RM，RPE 12~13	12~25	2~3
力量训练阶段	40%~60%1-RM，RPE<15	8~15	2~3

1-RM是指仅仅能完成一次的最大重量。例如该患者一次仅能举起10千克，无法第二次举起了，那么，这个患者的1-RM就是10千克。30%的1-RM就是10×30%=3千克。

考虑到安全性，抗阻运动训练建议在医生监护下进行。除非医生认定您完全掌握了抗阻运动训练的方法，才可考虑在家中进行。

柔韧性训练：训练以缓慢、可控制的方式进行，并逐渐增大活动范围，强度为有牵拉感觉同时不感觉疼痛，每周3~5次。上面提到的热身和放松整理活动中的拉伸运动就是一种柔韧性训练。

Part 3 心衰！心衰！看一遍能记一辈子

心衰患者进行运动康复得分阶段

对于慢性心力衰竭患者而言，建议分3个阶段实施运动康复方案。

第1阶段，在心电图、血压仪等监护下进行，多在医院完成。

第2阶段，须在医务人员指导下进行，包括运动康复知识的培训、营养指导、疾病知识的培训及了解依从性的重要性，可以在医院进行。第3阶段，为家庭运动计划，如果成功完成前两个阶段运动训练，并未出现任何不适，安全性便已确立，可制订家庭运动计划，但应电话随访或门诊随访。

什么情况下运动不安全

虽然前面已经讲过心力衰竭患者进行运动康复是安全的，但这并不意味着患者在任何时候、任何地点做运动都是安全的，尤其是患者自己在家中运动。当遇到以下因素时，提示我们应该调整或"停停"运动或者只能"静静"了。

(1) 当运动时感觉到明显的呼吸困难或疲劳时（Borg自我感觉用力评分大于14），应调整运动强度。若调整后仍无改善，则应暂时停止运动，须经医生或物理治疗师再次评估后方可确定能否继续运动以及如何运动。

(2) 当运动时出现头晕、血压或心率不升、甚至晕厥，应立即停止运动，并到医院就诊。

不宜运动的情况

(3) 休息状态下心率超过每分钟100次或低于每分钟50次，或出现夜间阵发性呼吸困难、端坐呼吸、体力下降、水肿、体重增加等心力衰竭加重的表现，应停止运动，及时到医院治疗，待病情稳定才可重新运动。

(4) 若患者的高血压未得到较好的控制，如血压超过180/110mmHg，或患者存在持续的低血压状态（<90/60mmHg）时，应暂停运动，须到医院就诊治疗。

(5) 若近期出现发热、鼻塞流涕、咳嗽、咳痰等呼吸道感染症状，建议暂停运动直到病情得到控制。

(6) 若合并糖尿病的患者血糖未控制，空腹血糖大于16.7mmol/L，或合并糖尿病酮症、严重糖尿病肾病等，应等血糖或合并症控制稳定后才可考虑运动；若血糖低于3.9mmol/L或运动时出现心慌、出冷汗等低血糖表现，则暂时不宜运动或应停止运动。

除以上因素，运动过程中，患者还应注意以下事项：

(1) 值得注意的是，心脏病患者的运动要遵循循序渐进的原则，动作先易后难，尤其是拉伸运动，当稍感肌肉酸痛时就要停止，然后逐渐增加难度，切不可逞强。

(2) 注意不要在起床后和饭后马上运动。有研究表明，凌晨3点到上午8点是老年人心血管事件的危险期，因此我们建议上午9点到10点或下午4点到5点运动，运动前后注意补充水分，防止脱水，但在运动中不要大量补充水分。

(3) 高血压患者应注意运动前、后的血压监测,运动中避免发力时憋气,要自然呼吸。运动中不要有争强好胜之心,避免和他人在一起运动时计较胜负,不宜进行剧烈运动。

(4) 糖尿病患者运动前、后应该监测血糖,避免空腹运动,运动应安排在餐后30分钟到1小时为宜,一般是早餐后为最佳。对使用胰岛素者,应避免在注射后2小时左右进行运动;清晨未注射胰岛素前体内胰岛素含量低,运动可能会引起酮血症而加重病情,故也应禁止运动。易发生低血糖者,应减少运动前胰岛素的应用剂量,或在运动前适当摄入食物,并另备一些食物或糖果,以便在发生低血糖时使用。

监测血糖

(5) 运动时要关注天气、温度、湿度的变化。因为在湿热环境中运动时,一些药物,如β受体阻滞剂和利尿剂等,可减弱高血压患者的体温调节能力。为了预防运动中热病的发生,我们建议患者适度缩短运动时间,同时应减小运动强度,一旦发现患者有中暑的症状和体征,应立即停止运动。

(6) 运动中患者要时刻注意身体状况,如出现气短、胸痛、头晕眼花、极度疲乏等症状要立即停止运动,并向自己的运动治疗师或康复医生反映情况。

(7) 建议患者在运动1~2个月后复查一次,并再次进行运动试验,重新评定心功能状况以及运动康复效果,以便及时对运动处方进行调整。

心衰患者日常活动安全吗

前面一直在说心衰患者是可以安全地运动的,那是否意味着可以运动的心衰患者,各种日常活动和工作都是安全的呢?其实并不是!

不同的日常活动和工作需要消耗不同的能量。前面提到的心脏运动能力测试的各种方法如六分钟步行试验、运动负荷试验,均可测算出患者的运动能力——代谢当量(MET)值。前文提到过,评估身体活动能力常用的值是代谢当量,相当于每个人在休息时身体需要消耗的基本的氧量。每分钟每千克体重需消耗3.5毫升氧,这就是一个代谢当量。代谢当量是反映身体活动能力的较好指标,大家可对照各种活动MET值表,找到适合自己目前状态的活动或工作。

日常活动和工作

Part 3 心衰！心衰！看一遍能记一辈子

日常活动代谢当量表

活动	METs	活动	METs
躺（醒）	1~2	步行（3.2km/h）	2~3
坐	1~2	步行（4.8km/h）	3~3.5
驾小车	1~2	淋浴	3~4
步行（1.6km/h）	1~2	性生活	3~5
穿衣	2~3	步行（5.6km/h）	3.5~4
站	2~3	爬楼梯	4~7
洗澡	2~3	步行（6.4km/h）	5~6

家务活动代谢当量表

活动	METs	活动	METs	活动	METs
扫地	1~2	购物	2~7	携重物（9~20千克）	4~5
擦家具	1~2	吸尘	2.9~3.6	布置房间	4~5
准备食物（站）	2	洗地板	3~4	移动家具	4~8
洗盘子	2~3	擦洗（跪）	3~4	携重物（20~29千克）	5~6
烹调（站）	2~3	拖地板	3~4	洗车	6~7
园艺（轻活）	2~3	晒衣服	3~4	铲雪	6~7
熨衣服	2~4	园艺（重活）	3~4	携重物（30~39千克）	7~8
洗衣（洗衣机）	2~5	擦窗户	3~4	携重物（8千克）上楼	7~8
铺床	2~6	洗窗户	3~5	铲起7千克物品（10次/分）	9~10

娱乐活动代谢当量表

活动	METs	活动	METs	活动	METs
读书	1~2	蹬车（9.6km/h）	1~2	滑冰	1~2
看电视	1~2	射箭	3~4	园艺（挖土）	5~6

127

（续表）

活动	METs	活动	METs	活动	METs
缝纫（手工）	1~2	打乒乓球	3~5	钓鱼（小溪中）	5~6
编织	1~2	绘画	3~5	蹬车（16km/h）	5~6
玩牌	1~2	打曲棍球	3~5	踢足球（非竞赛）	5~8
做木工	2~3	打排球	3~6	滑雪（斜坡）	5~9
缝纫（机器）	2~3	跳民间舞	3~7	平地滑雪（4.8km/h）	6~7
蹬车（8km/h）	2~3	做柔软体操	3~8	骑马小跑	6~7
打台球	2~3	打篮球（非竞赛）	3~9	背负20千克物品	6~11
演奏乐器	2~4	划船（24km/h）	3.5~5.1	击剑	6~10
钓鱼	2~4	游泳（慢）	4~5	蹬车（19km/h）	7~8
打保龄球	2~4	打高尔夫球	4~5	爬山	7~10
驾小船	2~5	舞厅跳舞	4~5	蛙泳	8~9
骑摩托车	2.5~7	蹬车（12.8km/h）	4~5	蹬车（21km/h）	8~9
划船（16km/h）	2.8~3.4	打棒球（非竞赛）	4~5	平地滑雪（6.4km/h）	8~9
锯木	2.9~3.9	网球双打	4~8	自由泳	9~10
骑马（走）	3~4	网球单打	4~9	骑马快跑	9
跳舞（慢）	3~4	打羽毛球	4~9	仰泳	7~8
跑（1.6km/12min）	8~9	跑（1.6km/11min）	9~10	跑（1.6km/9min）	10~11
越野比赛	8~12	跳绳（<80次/分）	8~10	跳绳（120~140次/分）	11~12

职业活动代谢当量表

活动	METs	活动	METs	活动	METs
打字	1.5~2	驾卡车	3~4	绘画	4~5
办公室工作	1.5~2	锯（电动）	3~4	裱糊工	4~5
修理收音机/电视机	2~3	抹石膏	3~4	拖拉机犁地	4~5
传达室工作（轻）	2~3	机器装配	3~4	推小车（34千克）	4~5
手工具工作（轻）	2~3	农场工作	3~4	木工（轻）	4~5
锉工	2~3	车床工作	3~4	石工	4~5
面包房工作	2~3	搅拌水泥	3~4	推独轮车（45~150千克）	4~7
焊接（轻/中度）	3~4	砌砖	3~4	手工具工作（重）	5~6
推独轮车（23~45千克）	3~4	流水线工作	3~5	铲（轻）	5~6
锯木（软木）	5~6	劈木	6~7	推重物	7~8
手工艺	5~6	铲起4.5千克物品（10次/分）	6~7	铲起6千克物品（10次/分）	7~9
挖沟	7~8	伐木	7~8	举重45千克	7~10

持之以恒地运动

最新证据显示，家庭康复和门诊康复有一样的疗效，因此，心脏病患者非常有必要学会居家的自我康复方法。传统观念认为，心脏康复主要集中在心脏事件后4~6个月身体活动的恢复阶段。现如今这种观念已被打破，专家们证实，心脏康复在心脏发生突发事件后数天内即可开始，只有这样患者才能最大获益。

生命在于运动，坚持运动的患者，血胆固醇水平可明显改善，血压也可降低，心血管事件大大减少，还可以减轻体重，减少药物使用；同时还能增强体力，摆脱焦虑、抑郁等。总而言之，运动给人带来的好处远远超乎我们的想象。

　　生命在于运动！今天您运动了吗？随风奔跑，自由是方向……运动完真是神清气爽！尽管运动能带给我们非常多的好处，现实生活中也有各种媒体呼吁全民参与运动，但现实往往是只有少数人能坚持做运动。正常人尚且如此，更何况是心脏病患者！面对这一严峻的现实，我们想说的是，持之以恒地运动真的非常重要，即便在身体情况相对较差的时候进行少量的运动，患者也能收获意想不到的效果。因此，帮助患者坚持运动显得尤为重要，可鼓励患者选择一些他自己感兴趣的活动，如步行、骑车、健身操等。

　　此外，让患者明确了解不同类型运动的安全性，才能使患者消除后顾之忧，大胆运动；帮助患者设置适合自身的运动目标，如鼓励患者使用手机应用软件或者手环等进行每日计步，并设定每日运动目标，如每日达到10 000步等，从而激励患者坚持运动。

　　鼓励患者找家人或朋友一同运动，相互督促。将运动移到户外，卸下疲惫，放松身体，呼吸着新鲜空气，欣赏着美丽风景，在锻炼身体的同时，愉悦着心灵，岂不是人生一大快事！

Part 3 心衰！心衰！看一遍能记一辈子

患者还能重返工作？对！能重返工作

生命是一条河流，每个人都希望它绵长、宽阔、清澈、美丽。只要河水还在流淌，这个理想就不会破灭。但是，如果河流断流，如果中途堵塞……后果不堪设想。所以，生命之外，其他的都是小事。这个时候，您可能还在纠结：我还能工作吗？

很多人以为自己心脏功能衰竭了，就不能工作了，不能像正常人那样生活了。这种观念是错误的。我们负责任地告诉您：您能！只要心衰患者经过充分的评估，也可以像正常人一样做适合自己的工作，进行日常活动和娱乐活动。与您的医生团队共同讨论，请把您对未来工作的期许告诉您的医生团队，专业的医生团队对您的心脏工作能力进行评估后，会告诉您是否可以继续原来的工作；如果不能，该如何帮助您改善您的心脏工作能力，使您能够胜任原来的工作；如果还是不能继续原来的工作，需考虑更换工作，但哪种工作不仅您有兴趣，而且是适合您的呢？这些问题都是需要跟您的医生团队共同讨论决定的，最终目的就是帮助您回归正常的生活和工作。

提高运动耐量,过上更积极的生活

我们的心脏功能不会总是这么差的,通过积极的康复治疗,心脏功能是可以改善的。很多心脏不好的人总是一味相信医药会给自己带来强健的心脏,其实除了积极规律的药物治疗外,提高自己的身体素质才是维护心脏最好的防线。所以说,健心首在健身,而健身最重要的是日常生活中的运动与调养。规律的运动训练可以改善心脏的工作能力,提高运动耐量,也就是提高您的MET值,让您可以进行更多的日常生活和娱乐活动,过上更积极的生活。

心脏病患者还能有性生活吗

心力衰竭并不是性生活的禁忌证。"我还能进行性生活吗?"这是心衰患者想问但不好意思问的问题。事实上,研究表明性生活过程中发生心绞痛、心律失常等心血管事件的概率非常低。人们戏称性生活为"床上运动"。性生活最重要的,自然是"开心"!研究发现,性爱有利于健康,尤其是心脏的健康。影视剧或者新闻中,人们偶尔可以看到有人在性爱过程中心脏病病发的剧情,但现实中,性爱引发心脏病的可能性非常低。性生活时的能量消耗大概为3~5METs,所以心血管疾病患者如果运动时能达到3~5METs(相当于步行速度4~5.6km/h),且没有心血管疾病症状者,就可以进行正常的性生活。因此,建议心衰患者进行性生活前应咨询专业医生,并注意以下几点。

Part 3 心衰！心衰！看一遍能记一辈子

(1) 准备性生活前，建议进行充分的心脏功能评估和危险评估。

(2) 评估药物的副作用：有些心血管药物，如利尿剂、倍他乐克有可能导致男性性功能下降，患者不能因为有此副作用而擅自停药，应在医生指导下调整药物。同时服用治疗性功能障碍药物的人群，须咨询医生此药物是否与心血管药物存在相互作用，比如"伟哥"和硝酸酯类药物（如硝酸甘油）可引起严重的低血压。

(3) 如果患病前无性生活或性生活不频繁，建议继续保持，不必强求。

(4) 避免婚外性行为。

(5) 避免在酒足饭饱后进行性生活。

(6) 高危心脏病患者禁止性生活，待病情稳定后再考虑进行。

(7) 建议性生活开始前充分休息，同时营造一个温馨、安静、舒适的氛围，周围环境要熟悉，最好在家中进行。

(8) 床边备有急救药品。

(9) 女性患者选择避孕方式或是否妊娠时，均应向专业人士咨询。

133

7 心力衰竭经受不起任何"万一"

心力衰竭是指任何心血管疾病引起的心脏结构、功能的异常,而导致的一种临床综合征。其中引起心力衰竭的诱因包括感染、心律失常、过度劳累、情绪激动、饮食不当等。那么心衰患者要如何自我管理呢? 心力衰竭经受不起哪些"万一"呢?

好好睡觉,您做到了吗

春眠不觉晓,哈欠上门找,晚上睡不着,白天醒不了。睡觉,是否变成了困扰您的烦心事?今天,我们就来介绍一下关于"睡眠"的那些事儿……医学上说,保证充足的睡眠非常重要,劳累可能使心力衰竭症状加重,甚至诱发急性心力衰竭。然而,许多慢性心力衰竭患者因疾病、心理、环境等多种因素,都存在不同程度的睡眠障碍,包括早醒、入睡困难、夜醒、醒后难以入睡等表现。

愿君好眠、祝君好梦!那么如何睡得更好?需注意以下几点。

(1) 按照医生的处方规律服用治疗心力衰竭的药物,这样才能稳定病情。

(2) 不要因为睡眠问题给自己带来太大的心理负担，因为这种情况非常常见。

(3) 规律作息，注意劳逸结合。制订作息时间表，白天规律的日常生活与娱乐活动及适当的运动，中午半小时左右的午休，晚上定时上床休息，睡前不玩手机、ipad等电子产品。睡觉后手机应该关机或放在离床较远的地方。

(4) 营造良好的睡眠环境。卧室避免强光、噪音，调暗卧室光线，室温适宜，挑选合适的床垫、枕头，创造良好舒适的睡眠环境。

(5) 辅助睡眠方法：睡前泡脚、轻轻按摩头皮、听轻音乐或催眠曲；睡前喝牛奶。

(6) 晚餐不宜过晚或过饱，禁食辛辣甜腻食物，下午及晚上禁饮咖啡、浓茶等刺激性饮料。

(7) 个别严重睡眠障碍者，可辅以镇静药物或催眠药物，但必须在医生指导下服用。

心力衰竭患者洗澡，您洗对了么

洗澡是一件非常舒服的事情，劳累了一天之后回到家里，洗个热水澡会让我们立刻放松下来。然而对心力衰竭患者来说洗澡却不是一件简单的事情。心力衰竭患者洗澡时需注意以下几点。

| (1) 水温不宜过高或过低。 | (2) 时间不宜过长。 | (3) 注意通风换气。 |
| (4) 饭后不宜马上洗澡。 | (5) 运动后不宜马上洗澡。 | (6) 洗澡时注意防滑。 |

"如厕"是件大事

注意保持排便通畅。若用力排便，会引起腹内压增高，回心血量增加，增加心脏负担，诱发心衰。若出现排便困难，可外用开塞露，或在医生指导下使用通便药物，切勿自行服用泻药，以免引起腹泻，造成脱水或电解质紊乱而危及生命。

季节变更，是烦恼忧愁的时光

外出戴口罩

世间有冬夏，也有春秋，很多细微的情绪只有在季节交替的那一刻才会感知到它的存在。心脏病患者对季节则没有那种浪漫情怀。季节变更时心脏病患者容易发生各种感染，如感冒、肺炎、腹泻等，其中呼吸系统感染是心力衰竭恶化的最常见的诱因。

天气寒冷时或流感季节时，患者应减少外出，外出时适当增加衣服，戴口罩，避免到公共场所，必要时预防接种流感疫苗。

出现感染征兆,如发热、流感、腹泻等症状,应及时就诊。

世界那么大,我想去看看

如果可以,我真想和你一直旅行。或许是某个未开发的荒凉小岛,或许是某座闻名遐迩的文化古城。我们可以沿途用镜头记录彼此的笑脸,和属于我们的风景。风景如何,其实并不重要,重要的是,你在我的身边。是啊!世界那么大,谁都想去看看。但是,在让您美成风景线之前,

便携式氧气瓶

您的身体健康才是最重要的!建议心脏病患者出游前到医院进行全面的心脏评估,根据评估情况确定您是适合短途旅行还是长途旅行,是否适合坐飞机。旅行中应避免登高爬山、蹦极、跳伞等刺激运动,避免去高海拔地区。旅行日程不宜过紧,以保证充足的休息时间,饮食要卫生安全。出游前带好必备的药物,如硝酸甘油、速效救心丸、利尿剂等。到达旅游地,可购买便携式氧气瓶,以备不时之需。

这些应急措施您要知道

(1) 出现劳累后呼吸困难时,应主动休息,若休息不能缓解应及时就医。

(2) 出现下肢水肿或体重明显增加,可临时服用一片利尿剂,如速尿片或螺内酯,但不可反复服用,否则可能出现电解质紊乱危及生命,应及时就医。

(3) 出现持续的胸闷痛，立即舌下含服一粒硝酸甘油，若持续不能缓解应拨打"120"急救电话。

(4) 出现急性心力衰竭症状（比如夜间睡觉出现气喘、胸闷、无法平睡），立即高枕卧位或坐起休息，必要时可舌下含服一粒硝酸甘油（或单硝酸异山梨酯），并服用利尿剂，但不可反复服用，应及时去医院就诊。若家里有氧气机，可立即吸氧，并立即拨打"120"急救电话。

(5) 出现晕厥、意识丧失、心跳呼吸停止时，旁人不要随意搬动患者，可立即进行胸外按压和人工呼吸，并呼救。

8 心情？心情？郁闷让您伤不起

生活不是只有喜悦，还有怒、哀、悲、惊、恐。当产生这些负面情绪时，人们很容易失控，经常深陷其中无法自拔，甚至走向极端，成为自己最讨厌的那类人。最后，不良情绪成为我们的主人，情感冲动控制了理智思考，最终让"心理感冒"变成"心理癌症"，严重影响我们的正常生活。

别让不良情绪来敲"门"

情绪激动、精神紧张等不良情绪可能诱发急性心力衰竭发作，故识别不良情绪是十

"三座大山"

Part 3　心衰！心衰！看一遍能记一辈子

分重要的。当出现以下情况时可能存在心理问题。

(1) 以气促、心累、体力严重下降为主要表现，做了相关检查没有发现心脏病加重的证据，多次反复就医，常规治疗效果不佳。

(2) 情绪低落，疲乏无力，食欲下降，少语懒言，悲观厌世，对治疗不配合，甚至拒绝治疗，对自身病情过于悲观，存在自杀观念等。《红楼梦》中整天皱眉叹气、动不动就流眼泪的林黛玉就是典型的例子。

(3) 情绪激动、惊恐易怒、坐立不安、提心吊胆、睡眠障碍、呼吸急促、颜面潮红、感觉自己要死了等多种躯体不适，过分关注自身病情，病情稍有变化即焦虑不安。

自我调整，成就自己的开始

(1) 首先不要回避自身存在的这种不良情绪。因为抑郁和焦虑是心衰患者很常见的合并症，慢性心衰合并抑郁、焦虑的发生率为30%～60%，远远高于普通人群3%～5%的发病率。

(2) 自我调整的方法
① 合理宣泄，比如哭、喊、唱歌、跟朋友倾诉等。
② 学会自我疏导，在遇到一些不良事件时，可通过阿Q精神、难得糊涂、遇事不强求、快速健忘等方法来调整自己的心理状态，避免不必要的精神痛处和心理困境。
③ 转移注意力，可以通过听听音乐，出去散散步，做一些平时喜欢的事情，比如书法、下棋，和家人或朋友出去旅游等方法来转移注意力。

④ 暗示和鼓励。不断用正面、积极的心理暗示自己，多鼓励自己，多和积极的人接触，学会换个角度看问题。

从现在开始，用运动来对抗不良情绪

许多研究证实，运动不仅可以强壮我们的身体，而且可以改善我们的情绪，促进心理健康，阻止不良情绪恶化为心理疾病。同时，作为一种转移注意力的方法，运动可以起到充实生活的作用。

有氧运动（如慢跑、快步走、骑车、打太极、瑜伽等）是一种适合慢性心力衰竭患者改变不良情绪的有效方法。一般来说，只要您运动，无论是一次性身体锻炼还是长期的身体锻炼均能有效减轻不良情绪。但我们不能盲目地进行运动，需在专业医生指导下进行合理的运动。

寻求帮助的路上，找对医生很重要

经自我调节仍无法缓解不良情绪的患者，此时应积极寻求专业帮助，可以到心理科就诊。也许很多患者忌讳或害怕去心理科，"双心"门诊是心脏病患者更佳的选择，它不仅可以治疗心脏病，还可以治疗心理不良情绪。

寻求心理医生的帮助

Part 3 心衰！心衰！看一遍能记一辈子

9 医生，能给我留个微信号方便随诊吗

患者会有一定的症状表现，且随着病情的变化，症状也会变化，要想了解病情和取得良好治疗效果，更需要精准的检查数据。复查就为医生提供了这方面的数据支持，医生可以在系列检查中对患者做前、后动态评估，比较准确地判断治疗是否取得了效果，是否出现耐药，以便及时确认或更改治疗方案。

别大意，定期随诊很必要

很多患者认为吃了药没有不舒服，就不需要找医生了。这种观念是非常错误的。有报道说至少有一半心力衰竭患者的再次住院是可以避免的。

定期随诊有以下好处：

(1) 及时发现药物不良反应，及时调整药物。

(2) 及时发现心力衰竭的预警症状。

(3) 及时发现患者存在的不良情绪，并及时予以治疗。

(4) 给患者宣传健康知识，让患者学会自己管理自己的疾病。

(5) 教会患者应如何进行日常活动及运动。

可见，定期随诊是何其重要，不仅可以减少患者住院次数，还可以让患者把疾病掌握在自己手里，让自己的生活更愉悦。

来来来，这些项目需定期检查

心力衰竭患者需定期检查以下项目。

(1) 抽血检查血常规、肝功能、肾功能、电解质（尤其是血清钾）、BNP。

(2) 长期服用阿司匹林或华法林的患者，还需定期检查凝血指标、大小便常规+潜血，注意有无牙龈出血、鼻出血、皮肤瘀斑、血尿、黑便等出血情况。

(3) 长期服用盐酸胺碘酮（可达龙）的患者需定期检查甲状腺功能和拍胸片。

(4) 长期服用地高辛的患者需定期抽血复查地高辛浓度。

(5) 定期检查心电图、心脏彩超。

(6) 定期到心脏康复科检查心肺功能，了解您的运动能力。

这些反馈，有趣、有用

(1) 给医生提供在家中自测的血压、心率和体重数据。

Part 3 心衰！心衰！看一遍能记一辈子

(2) 向医生反馈自己是否存在以下症状、体征。

① 气短、疲乏无力，活动几分钟就感到气短、乏力。

② 止不住地咳嗽。

③ 睡觉要加一个枕头或靠着床头。

④ 夜间难以入睡，睡着后出现憋气、心慌、夜尿多。

⑤ 脚变大了，鞋子不合脚，压得脚上有个"坑"。

⑥ 胃口差，肚子老是胀胀的，吃得少。

⑦ 变"胖"了，体重2天重了2~3千克。

Part 4 心脏瓣膜病,康复不再是难题

1. 认识我们的心脏瓣膜
2. 关注您的心脏瓣膜,全方位了解瓣膜病
3. 心脏那扇门关不上了咋办
4. 抗凝药物,您用对了吗
5. 手术后一定要随诊,原因、窍门都告诉您
6. 出院不是终点,只是康复的起点
7. 这些技能很重要,您学不学

认识我们的心脏瓣膜

治病先懂病，了解心脏瓣膜

在心脏的内部，有四个称之为瓣膜的结构，它们起着单向阀门的作用，防止血液反流。静脉血回收进右心房，经过三尖瓣流向右心室，右心室的血通过肺动脉瓣流向肺部，血液在肺部经过氧气和二氧化碳交换后流向左心房，经过二尖瓣流入左心室，通过左心室强有力地泵到主动脉，供全身使用。这些瓣膜只能向一个方向打开，保证血液只能从心房流向心室，从心室流向主动脉。所以，正常情况下，我们的血液在心脏内是不会反流的。

如果瓣膜出现了问题，例如瓣膜狭窄，血液通过瓣口困难，或瓣膜关闭不全而导致泵出去的血液反流，就会严重影响心脏这个发动机的泵血功能，使血液淤积，心脏压力升高，最后会导致心力衰竭。

心脏瓣膜

心脏瓣膜病，康复不再是难题

别不服老，您的心脏瓣膜敲警钟了

我们通常会用"人老心不老"形容一个老年人很有精气神儿，心态很年轻。但是也不得不承认，我们真实的心脏仍会随着年龄的增长而变老，比如在心脏中叫作心脏瓣膜的零件，年龄越大，它发生病变的可能性就越大。

为啥瓣膜病容易找上老年人？因为随着年龄的增长，心脏瓣膜也会发生退行性改变；而且，冠心病、心肌梗死后引起的瓣膜病变也越来越常见。有些患者的心脏瓣膜还会先天发育不良，例如主动脉瓣二叶瓣化、三尖瓣脱垂等。

风湿热是常见的心脏瓣膜病病因，风湿热的病程中，常累及二尖瓣、主动脉瓣和三尖瓣。心脏瓣膜可由于炎症增生、粘连、钙化，而使瓣膜出现狭窄或关闭不全。一些急性的心内膜炎，也可能损伤二尖瓣和主动脉瓣。

 ## 关注您的心脏瓣膜，全方位了解瓣膜病

二尖瓣狭窄

二尖瓣狭窄常见于风湿热引起的前后瓣叶的炎症性增生粘连和钙化。正常的二尖瓣瓣口的面积是 4~6 平方厘米。二尖瓣狭窄会使左心房里的血液排向左心室时受阻，造成左心房血液淤滞，导致肺淤血、肺血管阻力升高，临床表现为呼吸困难，甚至咯血。

左心房压力升高会引起肺动脉高压，使右心室的血流向肺部困难而导致右心室负担增加，会出现肝大、下肢水肿等静脉回流受阻的征象。

二尖瓣关闭不全

二尖瓣关闭不全时,泵入左心室的血液会经过二尖瓣反流至左心房,左心房负荷明显增加,从而导致肺淤血、肺动脉压力升高及右心衰竭。常见的表现是活动能力差、呼吸困难、虚弱无力和心悸。

主动脉瓣狭窄

主动脉瓣狭窄的左心室射血阻力增加,使左心室压力超负荷,左心室的心肌细胞做功增加,从而引起左心室肥厚、劳损以致左心衰竭。在病程的后期,容易出现活动后呼吸困难和心绞痛。主动脉瓣狭窄的另一个严重症状是突发性晕厥。出现这种情况一定要及时就医,千万不能大意。

主动脉瓣关闭不全

主动脉瓣关闭不全致血液反流引发左心室血容量增多,会导致左心室肥厚、劳损及左心衰竭。由于主动脉舒张压降低,使冠状动脉灌注压降低,心肌供血量减少,心肌氧的供需失衡,表现为心肌缺血、心绞痛。

三尖瓣病变

三尖瓣病变会导致静脉淤血,例如胃肠道淤血、肝大、食欲下降或腹胀腹水,以及下肢水肿。

3 心脏那扇门关不上了咋办

瓣膜病就是心脏的瓣膜出了问题，具体是啥问题呢？一旦瓣膜发生问题，就可能导致血液不按正确方式流动：一种是因为瓣膜狭窄而血液流动不通畅，一种是因为瓣膜关闭不全而使血流反流。治疗方法是药物治疗和手术治疗，手术治疗分为外科手术和内科介入手术。

内科治疗

无症状、心功能正常者无须特殊治疗，定期随访，针对并发症予以治疗；风湿性心脏病者需预防风湿活动和感染性心内膜炎；有症状或心功能减低者，应避免过度的体力劳动和剧烈的运动，限制钠盐摄入，适当保护心功能。

什么情况下需要外科手术

人工心脏瓣膜置换术或瓣膜成形术等手术治疗是心脏瓣膜病的根治方法。心脏瓣膜由于风湿活动、细菌感染、退行性改变、外伤或先天畸形与病变损坏无法修补，因而需要置换人工心脏瓣膜。尤其对于已经出现心力衰竭症状的心脏瓣膜病患者，应积极评价手术的适应证和禁忌证，争取手

人工机械瓣膜

人工生物瓣膜

术治疗的机会。

传统的手术方式是开胸,进行人工瓣膜置换或植入瓣环修复瓣膜。医生会根据不同的年龄、病情,和患者商量选择人工机械瓣膜或人工生物瓣膜。一般而言,机械瓣膜经久耐用,但需要终身服用抗凝药物来避免血栓形成。而生物瓣膜由于发生血栓概率较低,通常无须终身抗凝治疗,但是它的耐久性不及机械瓣膜,大概十年可能会发生瓣膜退化,适用于有怀孕计划的女士或年龄较大的患者。

随着手术技术的不断改善和进步,现在已经有较为成熟的胸腔镜下换瓣方式,这种微创手术创伤小,可以缩短术后恢复时间。

介入手术

介入手术主要是指对狭窄瓣膜的球囊扩张术。对于重度单纯二尖瓣狭窄、主动脉瓣狭窄和先天性肺动脉瓣狭窄患者,若瓣膜钙化不明显,可以选择经皮球囊扩张术,可以达到扩大瓣口面积、减轻瓣膜狭窄、改善血流动力学和临床症状的目的。

经皮球囊扩张术

目前已经有经皮穿刺、使导管沿着血管进入心脏进行的瓣膜置换和修复手术,对于一些高龄、多种合并症、预计开胸手术死亡率很高的患者,取得

Part 4 心脏瓣膜病，康复不再是难题

了较为满意的效果。

瓣膜置换术

 ## 抗凝药物，您用对了吗

现在，您的心脏已经经过了瓣膜置换术或成形术，心脏瓣膜可以正常工作了，心脏功能也将逐渐恢复。手术后，医生会为您开一些减轻心脏负担、利于恢复的药物。医生会根据病情的恢复情况，逐渐调整药物甚至停药。

但是，有一种保护瓣膜的抗凝药物，大部分的瓣膜置换病友将会长期服用，而且该药服用方法比较特殊，我们需要详细给您讲解。

什么时候需要"抗凝"治疗

抗凝药物通过影响凝血过程中的某些凝血因子而阻止凝血的过程，从而防止血管内血栓的形成。在身体正常的情况下，血液在心脏和血管里能够很

顺畅地循环流动；但如果心脏或血管内皮出现破损或有异物时，血液里的凝血成分就迅速启动凝血系统，纤维蛋白和血小板等凝血成分会在破损或异物的地方黏附和聚集，形成血栓。大家一定有过这样的体验，比如不小心弄破了皮肤，或者打针时的针眼，这些小伤口的出血会在几分钟内形成一块血痂（就是血栓），从而阻止血液继续外流。止血，这是我们身体的一个正常防御保护功能。

可是，如果止血（血栓形成）发生在心脏或血管里面，就会出现很严重的问题，例如血栓形成造成的心肌梗死或脑卒中。心脏瓣膜置换术使用的人工瓣膜，对于我们的身体来说，是一个异物，血液的凝血系统会把它当成异物，黏在它的表面形成血栓。一旦瓣膜上形成了血栓，将会严重影响瓣膜工作，甚至要再次行瓣膜置换手术。黏在瓣膜或心房的血栓，也容易脱落；脱落的血栓随着血流跑，会造成脑卒中等严重的并发症。

为了预防心脏、血管和人工瓣膜血栓形成，预防脑卒中，我们需要进行抗凝治疗。

置换不同类型的瓣膜，抗凝治疗的时间也有所不同。

人工机械瓣膜置换：需要终身抗凝治疗；人工生物瓣膜置换或人工瓣环成形术：抗凝治疗3~6个月。如合并心房颤动或心脏的心房存在血栓的病友，需要长期抗凝治疗。

如何开具抗凝药物处方

目前我们常用的抗凝药物是双香豆素类抗凝药，例如华法林，它能抑制血液里的部分凝血因子，使血液不容易凝固，从而达到预防血栓形成的作用。

华法林的服用剂量很特殊，吃

正确开具抗凝药物处方

多了会抗凝过度，容易出血；吃少了会抗凝不足，容易形成血栓。由于治疗剂量的范围很窄，必须通过监测凝血指标调整服药剂量，才能避免出血或血栓形成的风险。

监测华法林药效最重要的指标是凝血酶原时间（PT）和国际标准化比值（INR）。凝血酶原时间反映的是我们的血液凝固所需要的时间，正常值是12～14秒；INR是PT的国际标准化比率，正常人INR的值大约是1.0。

为了预防血栓形成，我们需要延长血液凝固所需要的时间，即提高INR。目前国内大多数医院推荐的PT值是1.82～2.5，INR值是2.0～3.0。也就是说，服药后，INR的值在这个范围，表示药物的量是合适的；如果超过这个范围，表示抗凝过度，有出血的风险，医生会根据情况把华法林减量；如果低于这个范围，则有血栓形成的风险，需要增加药量。

为了掌握安全而有效的治疗剂量，医生会对术后第一周的病友每天进行抽血检查，以调整合适的药量；第二周隔天查一次，出院后门诊复查。

（1）术后第1个月内：每周查一次。

（2）术后第2个月：每两周查一次。

（3）术后第3个月起：如PT（INR）值稳定，则一个月查一次至终生。

（4）如遇因PT（INR）值不稳而调整药量，应视具体情况随时抽血检查。

华法林过量或不足，导致PT（INR）值不稳时有何风险

PT（INR）值大于目标范围，表示抗凝过度，常在服药过量时出现一个或多个以下症状：鼻出血、牙龈出血；皮下瘀斑；尿血，小便颜色呈浓茶色或洗肉水样；便血，大便黑色，呈柏油样或有血迹；腹内出血（腹痛）；颅内出血（头痛/昏迷）；月经过多等。

PT（INR）值小于目标范围，表示抗凝不足，常在服药量不足时出现，会出现以下的一个或多个症状：人工心脏瓣膜上血栓形成使瓣膜活动障碍，导致心功能不全（心悸、气促、水肿）；脑血管栓塞（又称脑卒中，出现言语不清、偏瘫等）；肢体动脉栓塞（肢体疼痛）。

注意啦，出现以上症状之一，一定要记得及时去看医生哦。

科普！饮食为什么会影响抗凝治疗

有些食物富含维生素K，吃多了会影响抗凝药的作用，例如猪肝、萝卜、生菜、芥菜、芦笋、花椰菜、豌豆、大豆、番茄、马铃薯、蛋、牛乳、海藻等。当然，只有在长期大量进食上述某种食品时，才可能会影响抗凝药物的作用。正常饮食时，食物经常变换，一般不会导致某一种成分过量而影响抗凝效果。

猪肝

萝卜

避免服用会相互作用的药物

在服用华法林时，合用某些药物会影响抗凝效果。例如，可增强抗凝作用的药物包括阿司匹林、布洛芬（芬必得）、对乙酰氨基酚、某些抗生素、奥美拉唑（洛赛克）、心律平、利尿酸等；可降低抗凝作用的药物包括维生素K、螺内脂、催眠药、利福平、口服避孕药、辅酶Q_{10}等；某些中成药也会增强或降低抗凝效果，如红花、丹参、当归、三七、甘草等。

所以，在服用华法林期间，不要擅自服用其他药物，以免影响抗凝效果。如果因病情需要服用上述药物时，应在医生指导下和监测PT和INR下使用。

居家安全

由于服用华法林等抗凝药后，身体的凝血时间延长，并且有出血倾向，伤口较难止血，所以要注意防摔伤，防剧烈的碰撞。使用刀具利器时尤其要小心。小伤口压迫止血时间要长，例如打针、抽血压迫针眼时间应至少10分钟。

计划旅行前将自己的PT（INR）结果告知医生，咨询自己是否适合旅行。除注意安全外，携带的抗凝药物要充足，以备不时之需。

特殊情况

口服华法林后至少需要36～48小时才会表现出抗凝作用。起效后作用和维持时间较长。停药后，华法林抑制的各凝血因子的合成也需一段时间，因此凝血功能也需多日后逐渐恢复。

所以，如果受伤出血，一般难以止血，需要寻求医生帮助。在接受拔牙或其他小手术前，需要告诉医生。医生会合理安排手术时间，嘱患者酌情提前停服华法林5～7天，术后止血后再接着服用抗凝药物。

妊娠问题

人工生物瓣膜置换术后的育龄期妇女，一般抗凝治疗半年后即可停药，所以术后抗凝对妊娠无明显妨碍，而主要取决于心功能状态（应为Ⅰ～Ⅱ级）及生物瓣膜状况。

人工机械瓣膜置换术后的育龄期妇女在妊娠及分娩的过程中，由于接受抗凝治疗可能出现子宫出血、自然流产、产后出血、会阴切开处血肿，或因子宫收缩无力或胎盘滞留而大出血等危险，建议尽可能采用避孕措施。对已妊娠或临产的妊娠妇女，应在妇产科和心内科相互配合下，做好分娩与接生的准备。

重要提示

(1) 严格按照医嘱服药，定时服药。未经医生许可，不得随意改变药物剂量、更换不同厂家的药物或停药。

(2) 建议晚餐后服药，最好每天在相对固定的时间服药，这样可以使抗凝效果更稳定。如偶尔忘了服药，在睡前想起来可以补服一次；如果到了第二天，就无须补服了，当晚按正常剂量服用即可。

(3) 遵医嘱按时抽血检查凝血指标。

(4) 因其他疾病就诊时，必须告知医生您正在服用华法林。

(5) 服药期间注意监测血压，平稳安全的血压对您非常重要。

(6) 均衡饮食，生活规律，适当运动，避免烟酒，勿暴饮暴食。

(7) 使用软毛牙刷，留意牙龈出血、皮肤瘀斑、大小便颜色变化、严重头痛等。

(8) 不要随意服用中草药、中成药。

手术后一定要随诊，原因、窍门都告诉您

今天您出院，心情美美哒！生死只是一线间，医生每天都在挽救生命，医患之间，信任为先，医患合力，才能击退共同的敌人——病魔。但是，也有一些疾病特别是心脏疾病手术后，患者仍需要术后门诊随诊。

出院后的第一次复诊

一般是第1周至第2周需要回手术医院或当地医院，由医生检查手术伤口以及引流置管的皮肤切口的愈合情况，抽血化验凝血指标和生化指标，并根据检查来调整药物的剂量。

定期的复诊

术后3个月、半年以及以后每1~2年需要来院复查一次，并做心电图、胸片、心脏超声等检查，以便医生了解您心脏的恢复情况，并做出康复指导。

复诊随诊时您需要向医生描述近期的感觉，例如有无活动后的心悸气促，体力状况，有无腹胀、下肢水肿，饮食和睡眠等情况，服用抗凝药物的情况，以及有无皮下及牙龈出血。

出院不是终点，只是康复的起点

生病要进医院治疗，这个道理谁都懂。可一旦出院，人们往往以为治疗已经结束。由于对康复医学了解甚少，不知道什么时候需要接受怎样的康复治疗，同时缺少相关的专业训练，不少患者落下"病根"。虽然手术很成功，但依然一走就喘，所以需要科学的康复指导。

出院后要怎么自我康复？散步可能是最好的运动方式

对于刚出院回到家的病友，最初可以在室内和房子周围走动。感觉没有困难时，可以开始散步。散步可以改善血液循环，增加肌肉和骨骼力量。开始行走时的速度和步伐以感觉舒适为限度。一定要循序渐进，逐渐增加活动量，以自己能够耐受为准。每天散步1~2次，一般每次5~30分钟。如果出现心悸、胸痛、气短和疲劳则应停止活动；如果这些症状消失了，可以再逐渐恢复活动。在完全恢复体力之前，感觉有些疲劳是不可避免的，活动时感到自己心脏跳动非常强，但只要心跳规则，不特别快，就是正常的。如果进行一般活动仍感到心脏突然失控或跳动过快，或有轻度头晕、乏力、脉搏不规则，应去医院就医。

以下是出院后早期的推荐活动计划。

第1周每天2次，每次散步5分钟。

第2周每天2次，每次散步10分钟。

第3周每天2次，每次散步20分钟。

第4周应该逐渐增加到每天散步30分钟。

家庭康复该注意什么

手术后2周左右，如果患者自我感觉良好，从事一般的活动没有明显的不适，可以开始做家务劳动，例如整理桌面、管理园艺、帮助准备食材等。

手术后一般的恢复大约需要6周，胸骨的恢复大约需要3个月。在恢复期内，要避免胸骨受到较大的牵张，例如举重物、抱小孩、拉重物、移动家具等。

应该注意保持正确的姿势，避免因迁就伤口疼痛而出现不良的姿势。当身体直立或坐位时，胸部应尽可能挺起，将两肩稍向后展。在术后早期保持这种姿势会感觉有点不适，但在恢复阶段，如不注意保持正确的姿势，以后挺胸站立时，胸部会有被勒紧的感觉，而且可能会影响呼吸。

让我们的生活更精彩！您需要了解这几个评估标准

对于无症状、心功能正常、活动不受限的病友，医生经过临床诊断后若认为无须特殊治疗，只要定期随诊，在心功能稳定的情况下，一般可以像正常健康人一样过上正常的生活，具备正常的社会能力。

如果瓣膜疾病影响了心脏功能，通常在药物治疗、手术置换瓣膜后，心脏功能得到一定的改善，患者也可以过上相对的正常生活。当然，这需要专科医生和心脏康复医生/治疗师给您进行详尽的心脏功能以及身体活动能力的评估，避免运动风险后，在安全的活动范围内，进行适合自己心脏功能的居家生活、社会活动和运动锻炼等。

还记得代谢当量吗

前文说过，评估身体活动能力很常用的值是代谢当量（MET），它相当于每个人在休息时身体需要消耗的基本氧量。每分钟每千克体重需消耗3.5毫升氧，这就是一个代谢当量。代谢当量是反映身体活动能力的很好的指标。

5个代谢当量的活动,如清扫、除草等,提示可以进行日常普通活动。但如果要恢复正常的生活,则需要达到7个代谢当量。

如何确定运动量

运动时我们需要知道身体能耐受的运动量。例如,我可以做5个代谢当量(5METs)的活动还是10个代谢当量(10METs)的活动?我们可以采用心肺运动负荷试验,监测运动时每一次呼吸呼出的二氧化碳和吸入的氧气的量,精准地测量最大耗氧量,并根据耗氧量换算出来代谢当量,从而精准制订您的运动量和指导您的工作安排。

另外,还可以通过六分钟步行试验、心电运动负荷试验,监测您运动时的心率、血氧饱和度、心电图和血压等指标,并通过评估自我感觉用力程度来估测您的心功能,看看您运动时有无潜在风险。

提高身体运动能力,每周运动三次就可以了

我们都知道,生命在于运动。运动不但可以强身健体,还可以给我们带来很多确切的益处。心脏是我们身体的动力源泉,相当于人身体的发动机。有些朋友也许会问,我得了心脏病,甚至做了心脏手术,我还能参加运动锻炼吗?我的心脏能承受怎样的运动量?什么样的运动才适合我?运动安全吗?医学专家告诉您,您可以运动,并且能在运动中使心脏得到很大的益处。下面我们将回答您的这些问题。

规律运动有哪些好处

1 运动可以增强体力活动能力,提高心脏和肺的工作效率。

Part 4　心脏瓣膜病，康复不再是难题

(2) 运动可以调节血脂，升高对血管有保护作用的高密度脂蛋白。

(3) 运动可以调节血压和心率，使血压和心率趋于平稳。

(4) 运动可以提高胰岛素的敏感性，调节血糖。

(5) 运动可以减少血小板聚集，增加纤溶性，降低发生心肌梗死和脑卒中的风险。

(6) 通过规律运动，消耗多余的脂肪，有助于减轻体重或保持理想体重。

(7) 运动可消除紧张情绪，有助于改善睡眠。

(8) 运动可以增加您的生活信心和兴趣，改善您的社会适应能力。

运动处方包括哪些内容

医生和治疗师会根据您的年龄、病情以及生活习惯等情况为您制订适合您的个体化的运动处方，使您更安全而有效地进行运动锻炼。运动处方通常包括运动强度、运动频率、运动时间、运动类型和注意事项等。

运动强度

运动强度可通过3种方式进行调节。

(1) **靶心率**：就是运动允许达到的心率。运动时，心率会加快以满足肌肉对氧的需求，运动越剧烈，心率越快。您可以根据运动处方所制订的靶心率调节运动强度，如果心率低于靶心率，您可以缓慢增加速度或运动负荷，以增加运动强度，以保证运动的有效和安全。

(2) 说话： 运动使您呼吸较平时深长且加快，但不应感到气促。您在运动时应可以保持正常的说话速度。

运动强度的判定方法		
低运动强度	能一直聊天，说完整的句子	减脂最有效的区间
中等运动强度	断断续续说句子	耐力训练最有效的区间
较高运动强度	只能蹦词	无氧训练的区间

(3) 自我感觉劳累程度： 自我感觉用力评分法（RPE）从低到高分为6~20级，可自测劳累程度。病友一般选择11~14级，也就是运动时感觉稍稍用力和用力，但不应该感到很费力。

自我感觉用力评分法（RPE）	
计分	自觉的用力程度
6	
7	非常非常轻
8	
9	很轻
10	
11	轻
12	
13	稍稍用力
14	
15	用力
16	
17	很用力
18	
19	非常非常用力
20	

Part 4 心脏瓣膜病，康复不再是难题

运动频率

只有经常规律运动，心脏才会受益。应每周运动3~5次。

运动时间

刚开始运动时可以从10~15分钟开始，随着心功能恢复，您可以运动30分钟甚至更长时间。运动时间增加到至少30分钟后，再增加运动强度。

运动类型

根据以下几点选择运动：① 选择您喜欢的运动；② 最好是有氧运动，如步行、游泳、骑自行车或慢跑等；③ 至少能连续进行10分钟或更长时间的运动而没有不舒服感；④ 这种运动对心脏来说是安全的、能长期坚持的、确实有益的。

步行运动是符合上述要求的一种运动方式，您可以在任何时候进行，并可随时调节速度，而且多数人可以长期坚持。所以，步行是出院后运动的最佳选择。

运动锻炼三部曲

准备活动

首先数脉搏，接着做5~10分钟的伸展运动和体操。防止关节和肌肉损伤，逐步增加心率，使心脏和肺得到热身。

有氧运动

再次数脉搏，进行10~30分钟或更久的有氧运动，如步行、游泳、骑自行车或慢跑等。

放松运动

数脉搏，进行10分钟的伸展运动和体操，让心率慢慢恢复到正常水平。运动时突然停下来是不安全的。运动结束时再数一次脉搏。

如何舒适地进行运动

什么时候运动？最好的时间是早饭前，或者饭后至少1小时，中等速度的步行最合适。感冒或感觉不舒服时，不要做运动。夏日注意避开最热的时

间，应等到较凉的时候做运动，避免直接在阳光下运动。运动前后要适当喝水。步行时尽量穿宽松舒适的衣服。冬天，户外锻炼时应注意保暖。

运动的注意事项

如果您有以下情况，先要征求医生的建议，然后再运动：① 有心脏病病史，运动要在监护下进行；② 前胸、颈部、肩或手臂在运动中或运动后出现疼痛；③ 最近几个月有胸痛；④ 因为头昏有丧失意识或昏倒的情况；⑤轻度体力活动感到严重气促；⑥ 有骨或关节病变；⑦ 有糖尿病；⑧ 中年人或老年人，平时很少进行体育锻炼，现计划进行较剧烈的运动。

门诊随诊

规律运动一段时间后，一般情况下心脏功能会慢慢恢复，但是具体情况要根据门诊复查结果而定。门诊随诊时医生会给您进行一些运动测试，看看您的运动效果如何，以便重新调整您的运动处方，使您的运动更加有效，为您的运动提供安全保障。

这些技能很重要，您学不学

要保护好我们的心脏，一定要注意日常的生活习惯！您知道吗？心脏病患者居家安全，有章可循。下面教您在高危状态下如何"救命"。

伤口护理小指南

(1) 出院时通常表面伤口已经愈合，因此回家后可用温和的沐浴露或无刺激性的肥皂，轻柔地擦洗伤口旁的皮肤，保持皮肤清洁干爽，防止细菌滋生，以免伤口发炎。胸骨大约需半年才能完全愈合，所以这段时间伤口仍然会感觉疼痛，疼痛可能延伸至伤口周围，此时可咨询医生，医生会根据您的病情适当使用止痛药物以减轻疼痛。这段时间请不要过分伸展胸骨以免影响伤口愈合。若发现伤口有红肿及渗液等情况，请及时就诊。

(2) 进行腹式呼吸训练，每次1~2min，每日3次。适当增加活动量，提高机体抵抗能力，避免受凉、咳嗽。保证充足的睡眠时间。学会自我观察病情变化，如有皮下出血或伤口渗血应及时告知医生。

别再"吃饱了撑的"了，管住嘴很重要

(1) 饮食以清淡为主，减少进食盐分，因盐分会令水分积聚而发生水肿，体内组织积聚过多的液体，会使血流量增加，使心脏负担加重。所以，应避免进食含钠太高的食物，如用盐腌制的食物，包括腊味、叉烧、肉干、腌肉、火腿、咸鱼、鱼干、盐焗鸡、梅菜、榨菜、咸蛋、皮蛋、话梅等，以及罐头食物如午餐肉、沙丁鱼、豆豉鲮鱼、罐头酱瓜等。

(2) 营养不良可显著延缓伤口的愈合速度，伤口愈合过程中必要的营养素有蛋白质、足够的热量、维生素C等。推荐进食高热量、高蛋白、高维生素、易消化的饮食，如多吃新鲜蔬菜、水果，每天保证牛奶2杯、鸡蛋1个，适量增加鱼、肉的摄入。早期可以少量多餐，不要过饱。多选择能增进食欲的食物，避免刺激性食物。维持正常体重，肥胖会增加心脏负担。另外需注意不要暴饮暴食。

心理疏导，治愈您对"心病"的焦虑

与医生建立良好的沟通关系，良好的心理状态对调动机体免疫力很重要。健康的心理状态可增强机体免疫力，促进伤口愈合及心功能改善。因此，我们秉着客观公正的态度，来一一治愈您对"心病"的"焦虑"。您应该建立战胜疾病的信心，缓解紧张情绪，尽量排除负面情绪，要增强信心，尽管发生了并发症，但只要给予正确的处理，相信问题会得到有效解决。营造良好舒适的治疗环境，及时向医生咨询心理需求及感受，通过与医生、家属、朋友等多沟通，增强自身的信心。

日常生活，绝对是您健康的真实写照

(1) 保持良好的生活习惯，戒烟、戒酒、早睡早起、避免劳累、要有充分的休息及运动；保持大便通畅，请勿用力大小便，以免增加心脏负荷。

(2) 保持口腔卫生，防止蛀牙。如有蛀牙，复诊时告诉医生，医生会帮您调整抗凝药物的剂量，并视情况给予抗生素，目的是防止脱牙后血流不止及防止细菌侵入血液感染瓣膜。

Part 4 心脏瓣膜病，康复不再是难题

(3) 性生活方面，当您能恢复一般日常生活，可以不停歇地上大约30级楼梯而没有严重气促时，则可恢复性生活。

(4) 术后6个月可恢复一般工作，如若感觉劳累或心慌气短，就应停止。育龄妇女3年内应避免怀孕，待心功能完全恢复后再做打算。

(5) 人工心脏瓣膜置换术后的患者，一生都要注意自我监测心脏功能。心功能不全的早期症状为活动后胸闷、心慌、气短、乏力，晚期症状为夜间阵发性呼吸困难、下肢水肿等。特别需要注意的是，早期心功能不全症状常与更年期女性易出现的心慌等症状相混淆，容易漏诊误诊。其次要注意有无严重心律失常。术后如患者感到心慌、头晕或出现晕厥，应及时到医院就诊。

Part 5 先天性心脏病家庭康复

1. 您知道什么是先天性心脏病吗
2. 一文说清都有哪些先心病
3. 先天性心脏病患者术后能运动吗
4. 先天性心脏病患者如何运动，很多人都忽视了
5. 得了先天性心脏病还能重返工作，过上积极的生活吗
6. 做好这些，心脏病不再是困扰
7. 患者随诊很重要

先天性心脏病（简称先心病）是胎儿时期心脏及大血管形成障碍或发育异常导致的先天畸形，是小儿最常见的心脏病。根据流行病学调查显示，我国每年约有10万～15万先心病新生儿出生。随着先心病医疗技术的提高，越来越多的患者得到治疗。但先心病患者经心脏手术后，可能存在着贫血、生活质量下降等现象。因此，对先心病患者的康复管理尤为重要。

您知道什么是先天性心脏病吗

先天性心脏病是指在胚胎发育时期，由于心脏及大血管形成障碍或发育异常而引起的解剖结构异常，或出生后应自动关闭的通道未能闭合（在胎儿属于正常现象）的情形。

走进小宝宝的心里面

小小的心脏是如何形成的

在受精卵形成胚胎后，生命就开启了它从简单到非常复杂的发育过程。心脏在胚胎形成约22天的时候只是一条血管，称为原始心管。在胎龄22～24天，在人体基因调控下，血管由头至尾，分别形成了动脉干、心球、心室、心房与静脉窦等结构。

原始心脏在胚胎第2周开始形成，约在第4周起有循环作用，在第8周房室间隔已经完全形成，这时心脏形成具有一墙之隔的左右两个单元（左心和右心），正常情况下两边不相通；而左边单元分为楼上和楼下（即左心房和左心室），且它们彼此相通，里面流动的是鲜红的动脉血，供给身体营养；右边单元也分为相通的楼上和楼下（即右心房和右心室），将暗红色的静脉血泵到肺进行吐故纳新。因此心脏的两室两房各司其职，缺一不可。

胎儿心脏发育

心脏内部通道的发育特点

胎儿在母亲的腹中尚无呼吸功能，只有体循环，没有肺循环，全由母亲通过脐带供给营养，氧气与二氧化碳的交换也通过脐带完成。静脉导管、卵圆孔以及动脉导管是胎儿时期血液循环的特殊通道。婴儿出生后发出第一声哭声，随着肺功能的开启，身体血液循环发生了巨大的改变，上述的血流通道也会逐渐关闭。例如，卵圆孔会发生功能上的关闭，5~7个月时就会长好而密闭了；大部分婴儿的动脉导管也会在24小时内关闭，部分在3个月至1年内发生解剖上的关闭；静脉导管也会在6~8周内闭锁。这样，小小的心脏就能正常工作了。

宝宝为什么会得先天性心脏病

(1) 胎儿心脏发育过程非常复杂，孕期的许多不良因素都可能会影响胚胎心脏发育，使心脏某一部分发育停顿或异常，即可造成先天性心脏病。

(2) 妊娠早期（5~8周）是胎儿心脏发育最重要的时期。先心病发病原因很多，遗传因素仅占8%左右，绝大多数则为胎儿发育的宫内环境因素造成，如妇女妊娠时服用药物、感染病毒、环境污染、射线辐射等都会使胎儿心脏发育异常。尤其是妇女妊娠前3个月感染病毒或细菌，特别是感染风疹病毒，其次是柯萨奇病毒，会使孩子患上先心病的风险急剧增加。

因此，加强孕妇的保健，特别是在妊娠早期适量补充叶酸，积极预防风疹、流感等，避免接触与发病有关的因素，保持健康的生活方式，可以积极预防先天性心脏病。

宝宝有先天性心脏病吗？这些症状要小心，快找医生看一看

先心病症状主要取决于畸形的复杂程度和缺损大小。病情较轻的患儿在临床上可无特殊症状。重症患儿大都在婴儿期即有喂养困难，吸吮数口就停歇、气促、易呕吐和大量出汗、易激惹，体重不增，如扩大的左心房或肺动脉压迫了喉返神经，宝宝自幼就哭声嘶哑，易气促、咳嗽。有复杂严重畸形的患儿出生后不久即出现严重症状，甚至危及生命。需要注意的是，有简单畸形（如室间隔缺损、动脉导管未闭等）的患儿，早期没有明显症状，但疾病会继续潜在地发展加重，需要及时诊治，以免失去手术机会。先心病常见的主要症状如下。

发绀

哭闹或活动后发绀（皮肤或黏膜呈现青紫色），在鼻尖、口唇、手指和脚趾的甲床处最明显。

发绀

蹲踞

患儿常在活动后出现不舒服而下蹲休息的现象，特别是法洛四联症的患儿。

发育障碍

患儿往往发育迟缓，表现为瘦弱、营养不良、比同龄小孩长得慢等。

疲乏

患儿易疲乏、体力差，吃奶时吸吮无力、喂奶困难。

杵状指（趾）和红细胞增多症

发绀型先心病患儿，由于缺氧，手指头和脚趾头常见如小鼓锤一样增大和变紫，称为杵状指（趾），也会合并红细胞增多症。

右侧是杵状指

肺动脉高压

肺动脉高压常见于房室间隔缺损或动脉导管未闭的患儿。临床表现为发绀，红细胞增多症，杵状指（趾），右心衰竭征象，如颈静脉怒张、肝大、周围组织水肿。

心衰

心衰常见于有较严重的心脏缺损的患儿,是由于肺循环、体循环充血,心排血量减少所致。症状为面色苍白、气喘和心动过速,心率每分钟可达160～190次,血压常偏低。

2 一文说清都有哪些先心病

随着心脏彩超的普及,越来越多的先心病患儿被检查出来。当被告知宝宝有先心病后,大多数父母都会感到迷茫。下面我们将带领您深入了解先心病的基本知识,说清楚都有哪些先心病以及它们都有什么症状。

房间隔缺损

定义

房间隔缺损是指两个心房之间的间隔发育异常,遗留缺口,导致两个本应该不相通的心房之间存在异常通路,使右心房的静脉血和左心房的动脉血通过这个缺口混合。

特点

房间隔缺损占先心病总数的10%,是最常见的先心病之一。房间隔缺损通

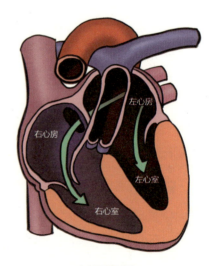

房间隔缺损

常分为原发性孔缺损和继发性孔缺损两类。在胎儿期血液的氧气交换是在妈妈的胎盘进行，左右两个心房是相通的；出生之后随着第一声啼哭开始，宝宝的肺充气开始了自己的呼吸，房间隔这个通道会自行关闭，两侧的血液循环不再相通。

当房间隔缺损存在时，由于左心房压力高于右心房，左心房富含氧气的血液通过缺损流向右心房，导致输出的动脉血减少，而且增加了右心房的压力；随着年龄增加，分流量可达体循环的 2~4 倍，右心负荷加重，甚至导致右心房血液向左心房反流，富含二氧化碳的静脉血直接混合到了左心房的动脉血里，引起发绀，严重的可发生艾森曼格（Eisenmenger）综合征。

临床表现

房间隔缺损症状的轻重取决于缺损的大小。继发性孔型房间隔缺损直径 <3mm，多在 3 个月内有自然闭合的可能。3 个月后心脏彩超提示房间隔缺损直径 <3mm，没有显示血液从左心房向右心房分流，没有经常出现呼吸道及肺部感染症状，可不必治疗，定期做心脏彩超随诊复查即可。

治疗

房间隔缺损直径 >8mm 时很难自然闭合，血液从左心房向右心房分流量大，导致右心室超负荷和肺循环充血，因此患儿容易感冒、反复发生肺部感染。而体循环缺血会表现出消瘦、乏力、多汗、活动后气促，哭闹或心衰时可出现发绀。对于大的房间隔缺损合并心衰或反复肺部感染用药物难以控制者，应尽早手术。手术主要包括外科直视手术修补和心导管介入封堵治疗。

室间隔缺损

定义

室间隔缺损是指左右心室之间的间隔在胎儿期因发育不全，在左右心室之间形成了异常的通路。

特点

室间隔缺损是由于胚胎期分隔左右心室的室间隔发育不全所致，通常分为膜部缺损、漏斗部缺损和肌部缺损三大类，是最常见的先心病之一，约占我国先心病的50%。室间隔缺损会引起血液自左向右分流，后期严重时也会出现右向左分流，导致艾森曼格（Eisenmenger）综合征。

室间隔缺损

临床表现

小型缺损可无症状，一般活动不受限制，生长发育不受影响。缺损较大时可导致血液分流量变大，使左心室容量负荷增加，致使肺循环充血和体循环相对缺血。因此新生儿期可出现气促、生长迟缓、体重不增、喂养困难、容易呛奶、反复肺部感染等症状。如果得不到治疗，则会逐渐加重心脏负担导致心力衰竭。

治疗

对于室间隔缺损较大者，特别是合并心衰或反复肺部感染用药物难以控制者，应尽早手术。手术主要有外科直视手术修补和心导管介入治疗。

动脉导管未闭

定义

动脉导管未闭是指存在于主动脉和肺动脉之间的先天性异常通道。

Part 5　先天性心脏病家庭康复

特点

在胎儿时期，主动脉和肺动脉之间有一个先天性的血流通道，即动脉导管，是血液经肺动脉流入主动脉的重要通道。出生后宝宝开始自然呼吸，大约15小时动脉导管即发生收缩关闭，80%的人在出生后3个月就长好关闭了。到1岁左右，在解剖上应完全关闭。动脉导管未闭，大约占先心病的15%，是新生儿期最常见的先心病之一。

动脉导管未闭

临床表现

动脉导管细小、分流量小者，临床上多无症状，常在体检时发现。

治疗

因动脉导管可能会自然关闭，可观察3~6个月。导管粗、分流量大者，因肺充血而易患感冒或呼吸道感染，导致肺炎、心衰和体循环供血减少，特别是药物控制不理想者，应早期进行外科手术或介入封堵手术。无明显症状者，多主张在学龄前择期手术。对于早产儿，用吲哚美辛可使90%的动脉导管未闭者的导管关闭。

法洛四联症

定义

法洛四联症是指心脏出现肺动脉狭窄、室间隔缺损、主动脉骑跨、右心室肥厚四种畸形在内的联合心脏畸形。由于肺动脉狭窄，右心室里的静脉血不能顺利进入肺，部分通过室间隔混入到左心室，是常见的复杂的发绀型先心病。

特点

法洛四联症是婴儿期后最常见的发绀型先心病，占所有先心病的12%~14%，在儿童发绀型心脏畸形中居首位。

法洛四联症

临床表现

(1) **发绀**：多见于毛细血管丰富的浅表部位，如唇、指（趾）甲床、球结膜等。多在出生后3~6个月出现，也有少数到儿童或成人期才出现。发绀在运动和哭闹时加重，安静时减轻。

(2) **蹲踞**：为法洛四联症患儿的特征性姿势，患儿常主动下蹲片刻，以缓解缺氧症状和发绀，多见于年长儿。

(3) **杵状指（趾）**：由于长期处于缺氧环境，指（趾）毛细血管扩张增生，局部软组织和骨组织增生肥大，表现为指（趾）膨大如鼓槌状。

(4) **阵发性缺氧发作**：多见于婴儿。表现为阵发性呼吸困难、晕厥、抽搐，甚至死亡。

(5) **整体发育落后**：生长发育迟缓，智商发育也可能稍落后于同龄儿。

治疗

法洛四联症经过外科手术治疗可大大降低患儿的死亡率，预后主要取决于肺动脉狭窄程度及侧支循环情况。主要手术方式有根治手术、姑息手术、改善肺血流量手术，包括锁骨下动脉－肺动脉吻合术和上腔静脉右肺动脉吻合术等。

3 先天性心脏病患者术后能运动吗

先心病人群多数为儿童和年轻人，因此对运动这个问题都表示担忧。实际上，先心病患者在手术之后心脏缺陷得到矫治，心功能会较术前得以恢复，大部分人可以回到正常的生活状态，而运动可以帮助患者恢复得更好。

随着心脏康复的发展，国内很多医院的康复治疗团队对患者实行比较完整全面的心脏康复政策和理念普及，从术前宣教到术后住院期干预，以及出院后居家康复进行跟踪随访，在这个过程中逐步提高患者的依从性，为居家康复打下坚实的基础。

先天性心脏病患者术后运动有益处

先心病的运动指南提出，适当的身体活动有益于身体健康，尤其是儿童。先心病患者普遍存在体力下降等现象，进而影响到日常生活质量。而运动可以提高心脏的输出量，心脏的泵血能力会增加。有规律的运动，可以提高四肢和躯干的工作效率；长期坚持适量的运动，可使心肌收缩力增强，侧支循环改善，有利于心脏功能的恢复。

运动前的评估非常重要

(1) 为了提高心脏康复的安全性及治疗的有效性,我们建议您到医院接受心肺功能评估,如症状限制性的运动评估,如心肺运动负荷试验、平板运动负荷试验、功率自行车负荷试验以及六分钟步行试验等。

(2) 康复治疗师根据您在运动测试中的表现,评估运动的安全性,并根据运动测试结果制订运动处方,然后向您解释运动处方的具体内容。运动处方包括五要素:运动形式、运动强度、运动时间、运动频率、注意事项。

4 先天性心脏病患者如何运动,很多人都忽视了

先心病患者的居家康复运动主要包括两种形式:无监护的家庭活动和医院监护下的康复训练。如果您所在城市的医院有心脏康复专业科室,建议先在其科室进行监护下的康复训练课程,再进行无监护的家庭康复运动训练,这样您可以更好地了解适合自己的正确运动强度、形式、时间、频率及注意事项。

哪些运动适合先天性心脏病患者

有氧耐力训练和力量训练比较适合先心病患者,每天可进行至少30分

Part 5 先天性心脏病家庭康复

钟的有氧运动，如医疗性步行、快走、慢跑、医疗体操等，自我感觉稍微有点呼吸加快，以不出现上气不接下气为宜。也可进行适当的力量训练，如举哑铃等，频率为每周2次。运动之前应该热身5~10分钟，运动后再做5~10分钟放松运动。

什么情况下运动不安全

大部分先心病患者都可以做适量的运动，例如适当的游戏、散步及课外活动等。运动后，如果没有出现气喘、异常疲劳或发绀的情况，就不必刻意限制运动。

与运动危险有关的主要因素：年龄、心脏病病情及运动强度。年龄越小，对疾病及环境的风险认知越少，需要家长多加陪护。运动强度应由医生在进行评估后确定，每个人情况都不一样，不要进行超高强度的运动。在医生和康复治疗师的合力指导下进行的运动训练一般会比较安全有效。

持之以恒地运动，提高运动耐力，过上更积极的生活

(1) 若要使身体持久保持良好的效果，就应该长期坚持运动康复，将运动康复融入生活中，使其成为一种生活习惯。

(2) 如果没有坚强的意志，一个人单独运动是较难坚持下去的，但是如能和朋友一起做可能会比较有乐趣，也容易坚持。但要避免和他人进行攀比。

(3) 通过记录运动日志记录自己的身体及运动状况等情况，这样可能会促进坚持运动。

(4) 有条件者可以佩戴计步器或运动记录手表等相应的辅助设备，这些设备可记录行走步数、消耗热量和心率等，将这些数据写在运动日志里，有利于养成好习惯。

(5) 平日的购物、打扫卫生、上下楼梯、上下班、兴趣爱好等日常生活活动都是很好的运动锻炼项目。在每天的日常生活中要有意识地进行身体运动。

(6) 若是处于急性发病期或病情尚未确诊、病情未能有效控制的情况下，建议先接受临床诊疗，再接受相关的评估以及心脏康复。

5 得了先天性心脏病还能重返工作，过上积极的生活吗

正确评估心脏的工作能力

(1) 大多数先心病患者通过手术治疗可以得到根治，只要度过了手术的创伤期，通过正常的营养支持，心肺功能、身体体能逐渐恢复，经过1~3个月的术后医学复查随访，心脏功能恢复正常，心脏超声检查没有出现残余分流，就能恢复正常的个体生活。

(2) 有些复杂类型的先天性心脏病，例如法洛四联症等，可能需要分期多次手术或姑息手术。这些尚存在心脏结构畸形的患者需要严格的医学和康复评估，建议到医疗机构接受个体化的康复指导治疗。

(3) 运动前最好进行运动负荷试验，以确定安全的活动强度。

与您的专业医生团队讨论工作能力

(1) 大多数通过矫治手术的患儿，经过医学评估，心功能恢复正常，一般3个月可以重返学校。

(2) 成年先天性心脏病患者根治术后，经过医学专业评估，尤其是专业的心肺运动负荷试验，可以进行相应能量消耗等级的工作。康复治疗师根据各种活动的能量消耗水平（用METs衡量），可以对需要工作的病友进行心肺功能测试，并根据相应能量消耗水平进行职业规划指导。

6 做好这些,心脏病不再是困扰

先心病患者无论是术前还是术后,在生活中都要顾及安全,避免生活方式不当而出现心衰状况或反复肺部感染。

居家环境措施

(1) 如有条件应使室温保持在20℃~22℃,湿度保持在55%~60%,并注意保持空气流通,环境安静。在呼吸道传染疾病流行时期,避免到人群聚集的地方。

(2) 根据气候变化,及时添加衣服。如出现感冒症状,应高度重视,尽快到医院就诊,及时处理,控制病情。

(3) 婴幼儿选取舒适的体位,保证充足的睡眠,促进生长发育。

(4) 避免过度活动引起气促。

(5) 大多数手术治疗的患者是胸骨正中切开伤口,因此短期内要避免搬动重物或上肢用力过猛的动作。如工作、生活需要,可到医院心脏康复科寻求康复治疗师的帮助,进行提升上肢能力的训练。

Part 5　先天性心脏病家庭康复

饮食

(1) 宜少食多餐，不宜过饱，以免加重心脏负担。鼓励摄入含高热量、高蛋白质的食物，增加能量密度及营养。具体内容可以参照第六章，得到专业的营养支持。

(2) 2岁以下的患儿进食时应避免引起误吸而导致肺部感染。喂食不宜过急和过饱，避免出现呛咳、反流及吐奶现象。睡前的牛奶喂食应在睡前30分钟至1小时进行。

(3) 保持大便通畅，对心脏病患者尤其重要。要注意食用新鲜蔬菜和水果，培养良好的定时大便习惯，防止便秘诱发危险。

个人卫生

沐浴

出院后鼓励患者尽早进行沐浴,可对伤口以外的部位进行擦洗。

勤换衣服

孩子好动多汗,家长要注意及时帮助孩子更换汗湿的衣服,以免着凉感冒。

情绪调整

先心病患者接受手术治疗后,是新生活的开始。虽然能很快适应正常的生活,但周围经常有许多好心人如家人、亲戚、朋友等,出于关怀和爱心,他们常会提醒:"别爬楼、别骑车,很危险!""别干,你有心脏病!""不能向左睡!"等。

您可能会觉得您是个废人,什么都不能做,您和别人不一样。

因此,要加强科普教育,让患者树立对生活的信心。要帮助患者意识到,患者在医院的时候就已经在逐步康复,出院时已经可以正常行走。只要按照医生指导的正确的康复程序进行康复,个人生活能力就可以很快提高。

出游和应急

(1) 出游时要随身携带急救物品,避免穿紧身或过重的衣服运动。上坡时要相对减慢速度。避免在饱餐、心情不佳时运动。避免单独出游。对于骑单车技术不好的患者,不建议其选择骑单车作为运动方式,避免运动中发生意外。对于术后早期患者,建议运动中有专人陪同。

Part 5 先天性心脏病家庭康复

(2) 如出现胸闷、呼吸急促、头晕、出冷汗等应立即停止运动，告知身边的人或联系家人，必要时急送医院。

(3) 运动后第2天感觉肌肉或关节疼痛，则说明运动过量，可适当调整运动强度。

患者随诊很重要

定期随诊的重要性

(1) 术后通常在1~3个月进行心脏外科复诊，以便医生动态掌握患者术后心功能恢复情况，及时发现异常情况，及时处理。

(2) 随诊有利于医生根据患者心脏功能情况，指导患者家属掌握先心病患者的日常护理，建立合理的生活习惯，合理用药，预防感染和其他并发症。

需要定期检查哪些项目

(1) 通过问诊和体格检查，并根据心电图、心脏超声、肺片和验血等检查结果，对恢复情况进行综合评估。

(2) 对于正在服用利尿剂的患者，建议关注运动中是否出现低血压反应。

需要向医生反馈的症状和体征

(1) 患儿突然出现烦躁、哭闹、拒奶。

(2) 出现呼吸加快、心率变化、心律异常。

(3) 便秘、发绀等情况。

我们希望通过这部分内容能够为先心病患者提供更多有效的信息和康复计划,规避相关风险,提高生活质量,减轻生活负担,帮助他们走向更加积极健康的生活。

案例

病情分析:胡XX,女,20岁,诊断为先天性心脏病,室间隔缺损修补术后1个月。经运动心肺试验检测峰值摄氧量为28mL/(min·kg),无氧阈值为14mL/(min·kg)。最大心率为171次/分,无氧阈值时心率为109次/分。根据FITT原则,我们为她设计了一个标准化的运动方案。

运动形式:快走或骑医疗自行车

运动强度:心率控制在100~120次/分,4METs,自我感觉有些气促

运动时间:每次运动30~40分钟,一周150分钟

运动频率:至少隔天一次,每周≥3次

运动前热身5~10分钟,做一些伸展运动。运动后再做5~10分钟伸展运动。每周有两天可进行适当的力量训练比如举哑铃等。

根据随访结果,我们得知胡同学选择周一、三、五和七在公园快步走半个小时左右,并戴上监测心率的运动手表,观察运动心率,并做了登记在运动记录表里。

Part 6 给心脏病患者一本营养"护照"

1. 这才是医生心目中的"饮食清淡"
2. 吃对了，不吃药！心脏病的饮食原则
3. 油腻了？心脏病患者家庭饮食
4. 今天您的热量超标了吗
5. 中医食疗

1 这才是医生心目中的"饮食清淡"

每天一起床就琢磨吃什么好，我虽然有心脏病史，但打工人那么累，总想在饮食上找点安慰，所以无肉不欢，无油不爱，已经成为我行走的饮食标准。

这可不行！俗话说，疾病需要"三分治，七分养"，很多疾病都需要营养配合，我请临床营养科的专家来讲讲心脏病患者的饮食指导，让她给我们心脏病患者出一本居家康复营养"护照"，让我们的心脏跳出最强音！

在我国，随着生活水平的提高，人们的膳食发生了很大改变。膳食结构不合理、高脂血症、高血压、糖尿病、肥胖和超重等因素的影响，使冠心病的发病率呈逐年上升的趋势，且发病年龄更趋年轻化，是我国居民死因构成中上升最快的疾病。

大量的流行病学研究和临床研究表明，心血管疾病与许多因素相关，除了不可改变的年龄和性别之外，其余高危因素大部分都与日常饮食和生活方式有关，其中不合理的膳食结构是引起动脉粥样硬化的重要因素。从膳食中摄入的饱和脂肪酸和胆固醇过多以及蔬菜和水果摄入不足等会增加心血管疾病发生的风险，而合理科学的膳食则可降低患病风险。

Part 6 给心脏病患者一本营养"护照"

脂肪和胆固醇

研究表明，冠心病的发病和死亡与血胆固醇升高和过量摄入饱和脂肪酸显著相关。脂肪摄入量过多，尤其是饱和脂肪酸摄入增多可升高甘油三酯、胆固醇和低密度脂蛋白的水平。

饱和脂肪酸

医生，人们常说的饱和脂肪酸是啥？吃太多对身体有什么影响吗？

饱和脂肪酸主要存在于肥肉、肥的家禽的皮、猪油、棕榈油、椰子油、奶油等食物中。饱和脂肪酸摄入过多，容易沉积在血管壁上，增加血液的黏稠度，促进血栓形成；还能促进胆固醇吸收和肝脏胆固醇合成，使血清胆固醇和甘油三酯水平升高，因此应尽量避免食用这类含丰富饱和脂肪酸的食物。

多不饱和脂肪酸

医生，我的家人的血脂特别高，也特别爱吃猪油，如果要少吃猪油的话，那他能吃哪种油呀？

191

可以食用大豆油、玉米油、葵花籽油、棉籽油、芝麻油、花生油（含38%），这些油里面富含多不饱和脂肪酸，适量摄入对于保持健康的血脂水平是有益的。除此之外，深海鱼类（如三文鱼、金枪鱼和鲭鱼）也含有较为丰富的多不饱和脂肪酸，其中的ω-3脂肪酸（DHA、EPA）更是具有改善血脂（降低甘油三酯、升高高密度脂蛋白）、预防血栓形成的保健作用，对预防冠心病有一定的作用，尤其适用于老年人及有高脂血症的人群食用。

单不饱和脂肪酸

那还有哪种油能够调节我的血脂水平呀？准备把家里的油来个大翻新！

有啊，像含有单不饱和脂肪酸的油就是不错的选择，例如橄榄油、茶油、菜籽油、花生油（含40%），单不饱和脂肪酸有降低血清胆固醇和降低低密度脂蛋白水平的作用，同时不影响血清高密度脂蛋白。适量摄入有利于调节血脂水平，对防治高脂血症有好处。

反式脂肪酸

太棒了！医生，那些吃起来香脆可口让人流连忘返的小点心，像曲奇饼干、蛋糕这一类属于什么油呢？

Part 6　给心脏病患者一本营养"护照"

　　这一类属于反式脂肪酸，反式脂肪酸主要存在于起酥油、人造奶油、曲奇饼干、蛋糕、各类油炸油煎食物中。膳食中反式脂肪酸的摄入量过高时（如超过5%）可升高血清低密度脂蛋白和胆固醇水平，降低高密度脂蛋白水平，易诱发动脉粥样硬化，增加冠心病的风险。

　　那我面对曲奇饼干、蛋糕、各类油炸油煎等美食，是不是就不能随心所欲地吃了？

　　嗯嗯，有研究表明，反式脂肪酸摄入量占总能量2%以下时，冠心病的危险下降53%，故日常应尽量避免经常食用这类食物。

曲奇饼干

人造奶油

胆固醇

另外，大家也不能忽视血胆固醇，它可是一位有脾气的狠角色，主要来自膳食中的胆固醇摄入和内源性合成，食物中的胆固醇"爸爸"对内源性胆固醇"妈妈"的合成有反馈作用，当食物中的胆固醇"爸爸"摄入量较多时，内源性胆固醇"妈妈"合成的量就会减少。但此反馈机制仅存在于肝脏，而肠道的合成就不受其制约。故进食胆固醇过多时，他们就会出击，在你的身体里扎根，仍可使血胆固醇含量升高，影响身体健康。

在饮食上，我们该如何绕开这些狠角色呢？

膳食胆固醇主要存在于动物内脏（脑、肾、肝）、鱼子、蟹黄、蛋黄等中，如进食过多，则导致血清胆固醇水平升高，因此应减少胆固醇的摄入。常见食物的胆固醇含量详见附表1。

碳水化合物和膳食纤维

医生，我平常饮食少油少盐，就爱吃点甜的，为了省事，还经常买果汁喝，为什么我的体重没有下降，反而甘油三酯高了呢？

Part 6 给心脏病患者一本营养"护照"

碳水化合物（糖类）摄入过多，会使血甘油三酯升高和高密度脂蛋白下降，其摄入的量和种类与冠心病的发病率相关。有研究表明，过多摄入富含果糖和蔗糖（单糖、双糖类）的甜食时，可使血浆中甘油三酯含量升高，而肥胖或已有高甘油三酯血症者升高更明显。若以淀粉（多糖）摄入为主时，升高的幅度则没有那么明显。

 看来甜甜的果汁也不能多喝了，有没有什么碳水化合物能够为我们的心脏加上一层保护罩呀？

膳食纤维是一类不能被消化的碳水化合物，有可溶性膳食纤维和不溶性膳食纤维两种，它可以缩短食物通过小肠的时间，减少胆固醇的吸收，在肠道与胆酸形成络合物，减少胆酸重吸收，从而降低血清胆固醇；还可以延缓葡萄糖在肠道的吸收，有利于降低冠心病的发病风险。

膳食纤维含量高的食物一般包括全谷粒的食物、豆类、蔬菜、水果，如燕麦、荞麦、高粱、玉米、大豆、韭菜、竹笋、大豆芽、菠萝、雪梨等。

根据最新《中国居民膳食指南》的建议，每人每天膳食纤维摄入量为25～30克。常见食物的总膳食纤维含量详见附表2。

矿物质

钠

我常常要出去应酬,每次在外面吃饭,都免不了高盐高油等重口味的食物,近几年发现自己的血压持续升高,是不是和我的饮食习惯有关啊?

是有关的,中国居民膳食中约 80% 的钠来自烹调用盐、高盐调料(如酱油、味精、鸡精、蚝油、黄豆酱)以及盐腌制的食物等。钠与高血压有密切的相关性,因为钠具有保留水分的作用,摄入过多的钠会导致血液内的水分增多,血容量加大,心脏负担加重,这个时候想让你的心脏跳出最强音,可就没那么容易了,而且高流量的血液对血管壁的压力加大,血压高易损伤血管内膜。血压偏高者与血压正常者相比,冠心病的发病风险显著增高。

这么严重啊!那我可要好好自我反省了,医生,我现在养成少盐清淡的饮食习惯,对我的高血压还有改善吗?

有呀,只要迈出健康第一步,都是为时不晚的。

一些干预研究证实,每天钠摄入量每降低100mmol/L,高血压者的收缩压可下降5.8mmHg,舒张压可下降2.5mmHg;钠摄入量减少50mmol/L可降低脑卒中死亡率22%,降低冠心病死亡率16%。故心血管疾病人群日常应控制好钠的摄入量。常见食物的钠含量详见附表3。

Part 6 给心脏病患者一本营养"护照"

钾

 医生,我们高血压患者除了日常中的低钠饮食,还有没有什么其他的注意事项呢?

有呀,对高血压患者来说,膳食中的钾元素可对抗钠盐所引起的不良反应,钾可通过直接的扩血管作用和促进尿钠排出作用而降低血压。所以,高血压者的饮食原则是低钠高钾膳食。虽然证明钾补充剂对血压和心血管疾病有保护作用,但无须长期使用钾补充剂,建议日常多摄入蔬菜和水果来保证钾的摄入即可。若心衰尿少的患者容易出现高血钾,此时应该限制钾的摄入。常见食物的钾含量详见附表4。

烟酒

烟

 每日一包烟,赛过活神仙,吸烟压力小,无奈病来找,戒烟太难了!

每日一包烟,血栓跑不了,吸烟不治本,戒烟才重要。吸烟有害健康是众所周知的常识。吸烟会使血浆纤维蛋白原升高,增加血液黏稠度,促使血栓形成;还会促进动脉硬化,使冠状动脉痉挛风险明显增加,易发生心肌梗死、动脉硬化性闭塞症等,所以建议所有心血管疾病患者都应戒烟。

197

酒

"古来圣贤皆寂寞,惟有饮者留其名",酒是我的宝贝,只要我出马,立刻放倒俩,每餐都要配点小酒,美味才到位!

这可使不得!饮酒量与心血管疾病的危险度呈"U"型关系,适量或少量饮酒,血液中对冠心病有保护作用的高密度脂蛋白含量升高;但长期大量饮酒,是发生高血压的主要危险因素之一。尤其是酒精浓度高的白酒,它会使血管壁持续地收缩痉挛,血压持续升高,还会引起血清甘油三酯水平升高,诱发酒精性肝硬化,并加速动脉硬化,增加心肌损害和脑卒中、猝死的风险。

2 吃对了,不吃药!心脏病的饮食原则

冠心病

医生医生!我们冠心病患者需要了解哪些饮食方面的内容呀?

Part 6 给心脏病患者一本营养"护照"

对于冠心病患者来说，如何吃得健康是很重要的，不仅要关注冠心病患者可以吃什么东西，还要关注禁忌的食物，下面八种饮食原则，可以帮助冠心病患者合理规划饮食。

(1) 维持能量平衡，达到或保持理想体重，BMI 尽量控制在 18.5~24 [BMI=体重（kg）/身高的平方（m²）]（BMI 分类见附表 5）。

(2) 减少膳食中脂肪的总量，少吃含有人造黄油的糕点，以及含有起酥油的饼干和油炸油煎类食品。脂肪产能比占 20%~25%，不宜超过 30%；其中饱和脂肪酸提供的热量不应超过总热量的 7%，多不饱和脂肪酸不超过总热量的 10%，反式脂肪酸不超过总能量的 1%。

(3) 减少膳食中胆固醇的摄入量。预防冠心病时，饮食中每日胆固醇摄入量限制在 300 毫克以下；治疗冠心病时（严重高胆固醇血症、冠心病等），饮食中每日胆固醇摄入量建议限制在 200 毫克以下，少吃动物内脏、猪皮、蹄膀、鱼子、蟹黄等。

(4) 碳水化合物宜选用多糖类，建议主食粗细结合，多选用粗加工的谷类；同时控制单糖、双糖及其制品的摄入（如糕点、糖果、含糖果汁等）。增加膳食纤维的摄入，可从全谷食物和蔬菜、水果中获取，包括燕麦、荞麦、绿叶菜、十字花科蔬菜、豆类、水果等，有助于降低胆固醇和血糖，减少患冠心病、脑卒中和高血压的风险。

(5) 蛋白质摄入适量，其中动物来源的蛋白质不宜过多，尤其是红肉的摄入量应控制在80~100克，多选用鱼肉（尤其是海鱼）；也可用豆类及其制品代替部分动物性蛋白质，如黄豆、豆腐、腐竹、豆浆、豆干等。

(6) 减少膳食中钠的用量，每日食盐摄入量控制在6克以内，有高血压者应控制在5克以内，甚至更低。应限制包括食盐、味精、鸡精、酱油、蚝油、黄豆酱、咸菜、榨菜、咸鱼、咸蛋等在内的所有调味品和盐腌食品。

(7) 戒烟限酒：减少酒精饮料的摄入，没有饮酒习惯者不建议饮酒。如有饮酒习惯者，建议男性每天的饮酒量（酒精）不超过25克，相当于50度白酒50毫升，或38度白酒75毫升，或葡萄酒250毫升，或啤酒750毫升。女性则在此基础上减半。

(8) 其他：少量多餐，避免过饱，忌浓茶和浓咖啡。

心力衰竭

医生，我患有心力衰竭，医生建议改变以往的生活方式，包括饮食习惯，那我应该选择什么样的饮食呢？

心力衰竭患者饮食上如何选择是每个患者都需要关注的问题，今天就来聊聊心衰患者的饮食原则。

Part 6 给心脏病患者一本营养"护照"

(1) 适当限制水的摄入。当采用低钠膳食时，可不必严格限制进水量。但因为过多液体量可加重循环负担，故建议成人液体量为每天1000~1500毫升，包括饮食摄入量和输液量。若心衰较重，则饮水量要进一步减少，甚至低于每天1000毫升。

(2) 高脂肪饮食在胃内停留时间长，容易出现胃部胀满不适感；且高脂肪对心血管疾病不利，建议每天不超过60克。适量增加富含ω-3脂肪酸的海鱼可以降低甘油三酯，预防房颤，甚至有可能降低心衰的病死率。

(3) 蛋白质的特殊动力作用可能会增加心脏负担，因此主张每天每千克体重摄入蛋白质不超过0.8克。

(4) 碳水化合物宜选用淀粉类食物，避免过多的单糖及双糖类食物。

(5) 限制钠盐摄入。根据充血性心力衰竭的程度，轻度心衰患者每日钠的摄入量应控制在2000毫克，相当于5克食盐；中度心衰者应控制在1000毫克以内，相当于2.5克食盐；重度心衰者每日钠的摄入量不得超过500毫克，相当于1.25克食盐。若使用利尿剂者可适当放宽。

(6) 多吃新鲜蔬菜和水果。长期使用利尿剂的患者应多吃含钾丰富的食物，例如土豆、香菇、紫菜、西红柿、香蕉、橘子等。若出现高钾血症时应控制钾的摄入量，少吃含钾较多的食物。

(7) 适当限制能量的摄入，体重维持在正常或略低于正常的水平，从而减轻心脏的工作负荷。

(8) 心衰患者容易缺乏维生素B族（包括叶酸和维生素B_6）与维生素C，可补充相关的制剂。有研究表明，摄入较多的叶酸和维生素B_6与心衰及脑卒中死亡风险降低有关，同时有可能降低同型半胱氨酸。

(9) 其他：少量多餐，食物以软、烂、细为主，易于消化。

先天性心脏病

医生，先天性心脏病的宝宝它们的手术治疗时需要的能量是多少呀？出现进食不足又该如何改善呢？

先天性心脏病的宝宝能量消耗高于普通宝宝，因疾病的影响，可能会存在无法正常进食或进食量不足等情况，想要知道如何调整，请听我细细道来！

术前营养

(1) 母乳喂养的婴儿，建议在母乳喂养的基础上添加专用的母乳添加剂，使母乳热量提高到80~90千卡/100毫升，并采取少量多餐的方式，一次不能喂太多。喂奶时随时注意患婴情况，如出现发绀、呼吸过快的现象时，应立即停止喂奶。非母乳喂养的患儿，可以考虑选择高热卡营养强化的特殊医学用途婴儿配方粉，在满足其能量和营养需求的同时，减轻心脏负荷。

Part 6 给心脏病患者一本营养"护照"

(2) 合并心功能不全和胃食管反流的患儿易出现吸吮无力、吐奶的现象，可采用少量、多次的喂奶方式；同时减少或控制饮水量，以减轻心脏容量负荷。喂奶最好采取半坐卧45°的姿势，发绀型的患儿采取膝胸体位（膝盖靠近胸口），有助于增加婴儿的吸吮力。

(3) 幼儿和儿童年龄段的患儿，鼓励其摄入含高能量、高蛋白质的食物，增加能量密度及营养。

术后营养

(1) 小儿先心病术后宜少食多餐，不宜过饱，以免加重心脏负担。若是小婴儿因气促无力吸奶时，可用勺子喂，或分多次哺养。

(2) 根据病情程度来控制食盐的摄入，如病情需要应用利尿剂、洋地黄制剂时，也要限制水的摄入，避免出现水肿，导致心功能不全。

(3) 当有低钾血症时可多补充含钾量丰富的食物，如土豆、香菇、紫菜、西红柿、香蕉、橘子等。

(4) 对于无法正常进食或进食量不足者建议采用肠内营养支持治疗，宜选择高能量密度的营养制剂，如小婴儿可用小百肽、蔼儿舒制剂等。必要时采用静脉营养。先心病患者成年后，也会面对着与普通人一样的心血管疾病危险因素，其风险率甚高。故可参考成年人的冠心病饮食注意事项。

心脏瓣膜病

医生,我有心脏瓣膜病,有没有什么特殊的饮食要求呀?

有呀!俗话说,病从口入,心脏瓣膜病的饮食禁忌需要特别注意,不良的饮食习惯可能会加重心脏瓣膜病,要特别注意日常的饮食原则。

(1) 有严重心脏瓣膜病的患者应少量多餐,进食富含蛋白质、维生素且易消化的食物,如鱼、肉、蛋、奶等,以增强抵抗力,促进机体恢复,既利于心功能稳定又利于肠道吸收。

(2) 当合并心力衰竭时,应适当限制钠盐摄入,并适当限制水分摄入,具体参考心力衰竭相关内容。

(3) 行人工机械瓣膜置换的患者需终身服用抗凝药物,而富含维生素K的食物对抗凝药物有拮抗作用,可使凝血酶原时间缩短,影响抗凝药的药效;故不宜长期大量食用某种富含维生素K的食物,如芥蓝、菠菜、叶生菜、卷心菜、甘蓝、芦笋、沙拉调味品等,平时饮食中上述食物的分量应保持相对稳定。

其余注意事项可参考冠心病的饮食原则。

Part 6 给心脏病患者一本营养"护照"

3 油腻了？心脏病患者家庭饮食

医生，这些年胡吃海喝习惯了，不仅长了一身肥膘还落下了心脏病，实在是悔不当初啊，油腻中年男也想变回清爽小鲜肉，还请医生指导！

脂肪囤积太多，会在身体各处会留下隐患，坚持科学合理的膳食会降低患病风险，下面我们从饮食上为心脏病患者"去去油"，让你的心脏跳出最强音！

控制总能量，维持理想体重

膳食摄入总量过多，超过人体的消耗，必然会导致肥胖。肥胖若伴有高血压、高血糖或高胆固醇血症，将显著增加冠心病发病的风险。

每日总能量

每日总能量＝理想体重（千克）× 每千克理想体重所需要的能量

理想体重＝身高（厘米）－105

成人每日能量供给量表（千卡/千克理想体重）

体型	卧床	轻体力活动*	中体力活动*	重体力活动*
消瘦	20～25	35	40	40～45
正常	15～20	30	35	40
超重或肥胖	15	20～25	30	35

*不同体力活动所包含的工种详见附表6（单位：千卡）

举例说明

李某，男性，49岁，体重65千克，身高166厘米，轻体力活动强度。

（1）首先计算理想体重=166-105=61（千克）。

（2）计算 BMI=65÷1.66²=23.6，属于正常体型。

（3）查上表，按轻体力活动强度，正常体型每日热能供给量为30千卡/千克理想体重。

（4）计算一天总热量：30×61=1830（千卡）。

根据总能量决定每日的主副食定量

为方便起见，大家可以参考2016年《中国居民膳食指南》中不同能量需要的平衡膳食模式和食物量表，再结合自身的情况适当调整即可。

不同能量需要水平的平衡膳食模式和食物量

食物种类（克）	不同能量摄入水平（千卡）							
	1000	1200	1400	1600	1800	2000	2200	2400
谷类	85	100	150	200	225	250	275	300
全谷物及杂豆	适量				50～150			
薯类	适量				50～100			
蔬菜	200	250	300	300	400	450	450	500
深色蔬菜	占所有蔬菜的1/2							

(续表)

食物种类（克）	不同能量摄入水平（千卡）							
	1000	1200	1400	1600	1800	2000	2200	2400
水果	150	150	150	200	200	300	300	350
畜禽肉类	15	25	40	40	50	50	75	75
蛋类	20	25	25	40	40	50	50	50
水产品	15	20	40	40	50	50	75	75
乳制品	500	500	350	300	300	300	300	300
大豆	5	15	15	15	15	15	25	25
坚果	—	适量		10	10	10	10	10
烹调油	15~20	20~25			25	25	25	30
食盐	<2	<3	<4	<6	<6	<6	<6	<6

控制脂肪与胆固醇摄入

饱和脂肪酸和胆固醇摄入过量是导致高脂血症的主要膳食因素。饱和脂肪酸和胆固醇主要来源于动物性食物如动物内脏（如肝脏、肾脏、脾脏等）、猪脑、牛脑、鱼子、蟹黄等，应减少这类食物摄入；同时要避免来自加工食品的反式脂肪酸，少食用人造黄油、奶油蛋糕、曲奇、糕点以及油炸油煎类食品。

动物性食物可选择瘦肉、鱼类、去皮禽类、奶类等，推荐经常食用鱼类（海鱼可每周食用2~3次），奶类可选择低脂或脱脂牛奶代替全脂牛奶，还可用豆制品代替部分肉类。每人每天膳食中烹调油用量为20~30克（2~3平汤匙），可交替使用各种植物油，如大豆油、花生油、玉米油、葵花籽油、茶油、橄榄油、芝麻油等，尽量不用动物油，如猪油、牛油、羊油等。

合理选择主食，提倡粗细粮搭配

《中国居民膳食指南》中一直提倡要食物多样，谷类为主，粗细搭配。建议日常饮食中增加一些大米、白面这些细粮以外的谷类及杂豆，包括小米、高粱、玉米、黑米、荞麦、燕麦、薏米、红小豆、绿豆、芸豆等。粗粮中含有较多的膳食纤维，可缩短食物通过小肠的时间，减少胆固醇的吸收，降低血中胆固醇水平，还有利于控制餐后血糖，缓解便秘，对心血管疾病的人群有利。

尽量少吃纯糖食物及其制品，像糖果、蜜饯、巧克力、冰激凌、甜点心等，以免肥胖及升高血甘油三酯。

多吃蔬菜和水果

应多吃蔬菜和水果。蔬菜和水果富含植物化学物质，是微量营养素、膳食纤维和天然抗氧化物的重要来源，是胡萝卜素、维生素B_2、维生素C、叶酸、钙、钾、镁的良好来源。每天新鲜蔬菜的摄入量应在300～500克，最好深色蔬菜约占一半。水果应摄入200～350克。多吃蔬菜和水果，可增加膳食纤维，能够降低餐后血糖和血脂，帮助肥胖患者降低体重。

Part 6 给心脏病患者一本营养"护照"

常见的深色蔬菜有：菠菜、油菜、冬寒菜、芹菜叶、蕹菜（空心菜）、莴笋叶、芥菜、西蓝花、西洋菜、小葱、茼蒿、韭菜、萝卜缨等。

常见的红色或橘红色蔬菜有：西红柿、胡萝卜、南瓜、红辣椒等。

常见的紫红色蔬菜有：红苋菜、紫甘蓝、蕺菜等。

减少盐摄入

中国营养学会建议健康成年人一天盐（包括酱油和其他调味品）的摄入量不超过6克。合并有高血压的患者，需要控制得更低。

(1) 其他含钠丰富的调味品，如味精、鸡精、黄豆酱、豆瓣酱、酱油、蚝油以及榨菜、腐乳等同样算在6克钠盐内。某些腌、熏食品（如咸肉、咸鱼、咸菜、酱菜等）和加工食品（如火腿肠、方便面、膨化食品等）也含有很多的钠盐，都应少吃。

(2) 10毫升酱油含有1.6～1.7克盐，10克豆瓣酱含盐1.5克，一小袋15克的榨菜、酱大头菜、冬菜含盐量约为1.6克，一块20克的腐乳含盐1.5克。

该如何减少盐的摄入量呢

- 每天盐摄入采取总量控制，用量具（限盐勺）量出，每餐按量放入菜肴。
- 可在菜肴烹调好后再放入盐或酱油，或炒好菜后再醮盐或酱油食用，以达到调味的目的。
- 烹制菜肴时多用醋、柠檬、香料、姜等调味，提高菜肴的鲜香味，有助于平衡口感。

- 烹制菜肴时如果加糖会掩盖咸味，尽量少放糖。
- 肉类烹饪时用盐较多，适量减少肉类食物可减少盐的摄入，相反蔬菜不易吸盐，可适量增加。

养成良好的饮食习惯

有心脏病的人日常要养成良好的饮食习惯，少量多餐，饥饱适度，不暴饮暴食，以免引起心绞痛及心肌梗死。日常烹调多采用煮、炖、氽、蒸、烩等少油的方法，少用油炸、油煎等。同时戒烟限酒，少喝浓茶和浓咖啡，以免咖啡因含量过多，兴奋大脑，影响睡眠，对心脏不利。

 今天您的热量超标了吗

常见食物的标准量

食物类别	克/份	热量（千卡）	备注
谷类	50～60	160～180	面粉50克=70～80克馒头 大米50克=100～120克米饭
薯类	80～100	80～90	红薯80克=马铃薯100克 （热量相当于0.5份谷类）
蔬菜类	100	15～35	高淀粉类蔬菜，如甜菜、鲜豆类应注意热量高的蔬菜，每份的用量应减少

续表

食物类别		克/份	热量（千卡）	备注
水果类		100	40~55	100克梨和苹果相当于高糖水果枣25克，柿子65克
畜禽肉类	瘦肉（脂肪<10%）	40~50	40~55	瘦肉的脂肪含量＜10%　肥瘦肉的脂肪含量为10%~35%
	肥瘦肉（脂肪10%~35%）	20~25	65~80	肥肉、五花肉脂肪含量一般超过50%，应减少食用
水产品类	鱼类	40~50	50~60	
	虾贝类		35~50	
蛋类（含蛋白质7克）		40~50	65~80	鸡蛋50克
大豆类（含蛋白质7克）		20~25	65~80	黄豆20克=北豆腐60克=南豆腐110克=内酯豆腐120克=豆干45克=豆浆360~380毫升
坚果类（含油脂5克）		10	40~55	淀粉类坚果相对能量低，如葵花籽10克=板栗25克=莲子20克（能量相当于0.5份油脂类）
乳制品	全脂（含蛋白质2.5%~3.0%）	200~250毫升	110	200毫升液态奶=20~25克奶酪=20~30克奶粉
	脱脂（含蛋白质2.5%~3.0%）	200~250毫升	55	全脂液态奶，脂肪含量约为3%，脱脂液态奶，脂肪含量＜0.5%
水		200~250毫升	0	

表格数据来源于《中国居民膳食指南（2016）》

备注：
（1）谷类按40克碳水化合物等量原则进行代换，每份蛋白质大约5克。薯类按20克碳水化合物等量原则进行代换，热量相当于0.5份谷类，每份蛋白质大约2克。
（2）蛋类和大豆按7克蛋白质，乳类按5~6克蛋白质等量原则进行代换。脂肪不同时，热量有所不同。
（3）畜禽肉类、鱼虾类以热量为基础进行代换，参考脂肪含量区别。
（4）坚果类按5克脂肪等量原则进行代换，每份蛋白质大约2克。

标准量具的定义和用途

直口碗

直径： 11cm
用途： 一碗，主要用于衡量主食类食物的量

钱式盘

直径： 22.7cm
用途： 一盘，主要用于衡量副食的量

圆柱形杯子

容量： 250ml
用途： 一杯，主要用于衡量奶、豆浆等液体食物的量

瓷勺

容量： 10ml
用途： 一勺，衡量油、盐的量

乒乓球

用途： 一球，比较鸡蛋、奶酪和肉的大小

网球

用途： 比较水果的大小

参考手势的定义和用途

规格和尺寸： 两手并拢，一捧可以托起的量
用途： 双手捧，衡量蔬菜类食物的量

规格和尺寸： 一只手可以捧起的量
用途： 单手捧，衡量大豆、坚果等颗粒状食物

规格和尺寸： 食指与拇指弯曲接触可拿起的量
用途： 一把，衡量叶茎蔬菜的量，一手抓起或握起的量，衡量水果的量

规格和尺寸： 一个掌心大小的量
用途： 一个掌心，衡量片状食物的量

规格和尺寸： 五指向内弯曲握拢的拳头大小的量
用途： 一拳，衡量球形、块状等食物的大小

规格和尺寸： 两指并拢的长和宽
用途： 两指，衡量肉类、奶酪等的量

备注：图中的手为中等身材成年女性的手

Part 6 给心脏病患者一本营养"护照"

盐	<6克
油	25~30克
奶及奶制品	300克
大豆及坚果类	25~35克
畜禽肉	40~75克
水产品	40~75克
蛋类	40~50克
蔬菜类	300~500克
水果类	200~350克
谷薯类	250~400克
全谷钠和杂豆	50~150克
薯类	50~100克
水	1500~1700毫升

附

老年人膳食指南的要点和操作指导

少量多餐，食物细软，预防营养缺乏

不少老年人牙齿缺损，消化液分泌减少和胃肠蠕动减弱，容易出现食欲下降和早饱现象，造成食物摄入量不足和营养素缺乏，因此老年人膳食更应注意合理设计、精准营养。

对于高龄老年人和身体虚弱以及体重出现明显下降的老年人，应特别注意增加餐次，除三餐外可增加2~3次餐，保证充足的食物摄入。食量小的老年人，应注意在餐前和餐时少喝汤水，少吃汤泡饭。对于有吞咽障碍和80岁以上老年人，可选择软食，进食中要细嚼慢咽，预防呛咳和误吸；对于贫血，钙和维生素D、维生素A等营养缺乏的老年人，建议在营养师和医生的指导下，选择适合自己的营养强化食品。

主动足量饮水，积极参加户外活动

老年人身体对缺水的耐受性下降，要主动饮水，每天的饮水量达到1500~1700毫升，首选温热的白开水。但有心力衰竭的患者，要根据医生的医嘱限制水的摄入。

户外活动能够更好地接受紫外线照射，有利于体内维生素D合成和延缓骨质疏松的发展。一般认为老年人每天户外锻炼1~2次，每次1小时左右，以轻微出汗为宜，或每天至少步行6000步。注意每次运动要量力而行，强度不要过大，运动持续时间不要过长，可以分多次运动。

延缓肌肉衰减，维持适宜体重

骨骼肌肉是身体的重要组成部分，延缓肌肉衰减对维持老年人活动能力和健康状况极为重要。延缓肌肉衰减的有效方法是吃动结合，一方面要增加富含优质蛋白质的瘦肉、海鱼、豆类等食物的摄入，另一面要进行有氧运动和适当的抗阻运动。

老年人体重应维持在正常稳定水平，不应过度苛求减重，体重过高或过低都会影响健康。从降低营养不良风险和死亡风险的角度考虑，70岁以上的老年人的BMI应不低于20kg/m^2为好。血脂等指标正常的情况下，BMI上限值可略放宽到26kg/m^2。

摄入充足食物，鼓励陪伴进餐

老年人每天应至少摄入12种及以上的食物。采用多种方法增加食欲和进食量，吃好三餐。早餐宜有1~2种以上主食、1个鸡蛋、1杯奶，另有蔬菜或水果。中餐、晚餐宜有2种以上主食、1~2种荤菜、1~2种蔬菜、1种豆制品。饭菜应色香味美、温度适宜。

老年人应积极主动参与家庭和社会活动，主动与家人或朋友一起进餐或活动，积极快乐享受生活。适当参与食物的准备与烹饪，通过变换烹饪方法和食物的花色品种，烹制自己喜爱的食物，提升进食的兴趣，享受家庭的喜悦和亲情的快乐。对于孤寡、独居的老年人，建议多结交朋友，或者去集体用餐地点（社区老年食堂或助餐点、托老所用餐），增进交流，促进食欲，摄入更多、更丰富的食物。

对于生活自理有困难的老年人，家人应多陪伴，采用辅助用餐、送餐上门等方法，保障食物摄入和营养状况。家人应对老年人更加关心照顾，陪伴交流，注意饮食和体重变化，及时发现和预防疾病的发生与发展。

中医食疗

中医所述"胸痹"与西医所指的冠心病关系密切，其他如心包炎、二尖瓣脱垂、病毒性心肌炎、心肌病等亦可参照其内容辨证论治。

胸痹证型分为心血瘀阻证、气滞血瘀证、痰浊闭阻证、寒凝心脉证、气阴两虚症、心肾阴虚证、心肾阳虚证。我们结合临床常见的分类，重点介绍以下几种证型的食疗方。

心血瘀阻

【主要表现】胸闷胸痛，如刺如绞，痛有定处，入夜为甚。可因暴怒、劳累而加重。舌苔薄，舌质紫暗或有瘀点瘀斑，舌下脉络瘀滞，脉弦涩。

【食疗原则】活血化瘀、通脉止痛。

【食疗参考】

双耳滚瘦肉

材料：银耳、黑木耳（干）各5克，瘦猪肉50~100克。

制作方法：将黑、白木耳用温水泡发，去除浮尘及泥沙，摘去硬的根蒂，洗净备用。瘦猪肉洗净切薄片或丝，在锅里加入适量清水，加入黑、白木耳和瘦猪肉，大火滚沸后改用中小火再煮20~30分钟即可调味食用。

注意事项：对于无糖尿病、肥胖等问题的人群，也可用黑、白木耳做甜羹或煮粥食用。

田七桃仁炖瘦肉

材料：田七3克、桃仁5克、瘦猪肉100克。

制作方法：田七、桃仁用水稍清洗，将桃仁捣碎后与田七一起用纱布袋装好系紧做成药袋。瘦猪肉洗净后与药袋一起放入炖盅内，加入适量清水，加盖隔水炖约2小时即可调味食用。

注意事项：桃仁不宜过量，过量易出现头晕、心悸等现象。

山楂粥

材料：山楂10克、红枣2枚、粳米50克。

制作方法：将山楂洗净对半切开。红枣洗净，去核，切小片。粳米淘洗干净，一起放入锅内，如常法煮粥即可（不耐酸者可添加少量糖）。

注意事项：山楂味酸，胃酸分泌过多的人不宜过量食用。

心肾阳虚

【主要表现】胸闷气短，精神倦怠，身寒肢冷，四肢欠温或肿胀，面色白，心悸自汗，夜尿频数，舌苔薄白，舌体胖，脉沉细或无力。

【食疗原则】温补阳气。

【食疗参考】

杜仲黄芪煲瘦肉

材料：杜仲10克、黄芪10克、瘦猪肉150克、生姜3片。

制作方法：将杜仲、黄芪用清水洗净，瘦猪肉洗净切大块，生姜切片，一起放入瓦煲内，加入适量清水，大火滚沸后改用中小火再煲约1小时，即可调味食用。

注意事项：使用黄芪出现上火症状时，可改用五指毛桃。

肉苁蓉核桃煲羊肉

材料：肉苁蓉10克、核桃3个、党参20克、羊肉150克、生姜5片。

制作方法：将肉苁蓉、党参用水洗净，稍浸泡。核桃去壳取仁对半切开。羊肉洗净，切块后飞水（用生姜、料酒、桂皮等处理）。将所有食材和药材一起放入瓦煲内，加入适量清水，大火滚沸后改用中小火再煲1.5个小时，即可调味食用。

注意事项：羊肉汤较膻且含有一定的饱和脂肪，建议加用生姜祛膻，并选择瘦羊肉（里脊），喝汤时去浮油。

鹿茸人参炖鸡

材料：鹿茸5克、人参5克、淮山30克、鸡肉150克。

制作方法：将人参、鹿茸、淮山洗净，鸡肉去皮洗净切块，所有药材和食材一起放入炖盅内，加入适量清水，加盖后隔水炖约2小时，即可调味食用。

注意事项：煲汤时鸡应去皮，且撇去浮油。易上火或虚不受补的人不宜过量食用。

心肾阴虚

【主要表现】胸闷心悸，烦热不寐，心悸盗汗，面颊潮红，腰酸头晕，口干便秘，舌苔薄白或无苔，舌红少津，脉细数或促。

【食疗原则】滋阴清火、养心和络。

【食疗参考】

黑芝麻桑葚粥

材料：黑芝麻30克、桑葚20克、蜂蜜适量、粳米50克。

制作方法：将黑芝麻、桑葚、粳米分别洗净后一同捣碎，再放入锅内加水适量共煮成糊状，可加少量蜂蜜服食。

注意事项：合并有糖尿病或严重高血脂的人不宜多放蜂蜜。

二冬百合煲瘦肉汤

材料：干百合10克、麦冬10克、天冬10克、瘦猪肉150克。

制作方法：将百合、麦冬、天冬洗净，稍浸泡，瘦猪肉洗净切块，所有材料一起放入瓦煲内，加入适量清水，大火滚沸后改用中小火煲约1小时即可调味食用。

注意事项：百合干也可以用鲜百合代替，分量增加。

酸枣仁麦冬煲瘦肉

材料：酸枣仁10克、麦冬10克、茯苓20克、瘦猪肉150克。

制作方法：将酸枣仁、麦冬、茯苓洗净后，稍浸泡，瘦猪肉洗净切大块，所有材料一起放入瓦煲内，加入适量清水，大火滚沸后改用中小火煲约1.5小时即可调味食用。

注意事项：酸枣仁能养心阴，对于心肾不足、阴虚阳亢所致的心悸、失眠与麦冬配合可有较好的食疗作用。

气阴两虚

【主要表现】心胸隐痛，时作时休，心悸气短，动则明显，伴倦怠乏力，声息低微，面色㿠白，易汗出，舌质淡红，舌体胖，苔薄白，脉虚缓或结代。

【食疗原则】益气养阴、活血通络。

【食疗参考】

淮山玉竹煲排骨

材料：鲜淮山100克、玉竹10克、排骨150克。

制作方法：将鲜淮山去皮，切段条，与玉竹一同洗净，排骨洗净后飞水处理，将所有材料放入瓦煲内，加入适量清水，大火滚沸后改用中小火煲约1.5小时即可调味食用。

注意事项：最好用河南焦作铁棍淮山，药效更佳。也可用干淮山代替（分量减为30克）。

参麦饮

材料：太子参10克、麦冬20克、五味子3克。

制作方法：将太子参、麦冬、五味子洗净后，加水煮汁，代茶饮用。注意事项：五味子味酸，可加用少量冰糖或蜂蜜，有糖尿病或高血脂的人不宜饮用或改用甜味剂代替冰糖或蜂蜜。

洋参灵芝三七煲瘦肉

材料：西洋参5克、田七3克、灵芝3克、瘦猪肉150克。

制作方法：将西洋参、田七、灵芝洗净后稍加浸泡，瘦猪肉洗净后切块，将所有材料放入瓦煲内，加入适量清水，大火滚沸后改用中小火煲约1.5小时，即可调味食用。

注意事项：也可以将西洋参、灵芝、三七打粉后服用，作保健用途时分量宜小。

痰浊闭阻

【主要表现】胸脘痞闷，心前区痛，心悸心慌，痰多气短，倦怠乏力，肢体沉重，恶心腹胀，苔浊腻或白滑，脉沉滑或滑兼结代。

【食疗原则】化痰泄浊。

【食疗参考】

薤白粥

材料：薤白30克、葱白20克、粳米50克。

制作方法：将薤白、葱白洗净切细丝，粳米淘洗后如常法煮粥，粥快熟后放入薤白、葱白，熟后调味即可食用。

注意事项：薤白又称山蒜，小根蒜，有通阳散结，行气导滞的作用，对于胸痹出现的胸脘痞闷、咳喘痰多有一定的食疗作用。本粥适用于寒痰者。

三仁汤

材料：瓜蒌仁10克、薏苡仁20克、冬瓜仁20克。

制作方法：将瓜蒌仁、薏苡仁和冬瓜仁分别洗净后放入锅内，加入适量清水，大火滚沸后改用中小火煲约1小时，喝汤吃渣。

注意事项：本汤适用于热痰者，故寒痰者不宜使用。

给心脏病患者一本营养"护照"

陈皮淮薏煲瘦肉

材料：淮山30克、茯苓20克、薏苡仁20克、陈皮5克、瘦猪肉150克。

制作方法：将淮山、茯苓、薏苡仁洗净稍浸泡，陈皮去浮尘，瘦猪肉洗净切大块，一起放入瓦煲内，加入适量清水，大火滚沸后改用中小火再煲1.5小时，即可调味食用。

注意事项：痰湿壅滞、胸膈满闷、咳嗽痰多时均可放入少量陈皮以燥湿化痰、理气健脾，但由于本品口感偏苦，故食疗时用量不宜过大。

气滞血瘀

【主要表现】心胸满闷，隐痛阵发，痛有定处，时欲太息，遇情志不遂时容易诱发或加重，或兼有脘腹胀闷，得嗳气或矢气则舒，舌暗苔薄或薄腻，舌质紫黯或有瘀斑，脉弦细或涩。

【食疗原则】疏肝理气、行气活血。

【食疗参考】

佛手延胡香附猪肝汤

材料：佛手3克、延胡索3克、香附5克、猪肝50克、瘦猪肉100克、蜜枣1颗。

制作方法：将佛手、延胡索、香附洗净后稍浸泡，猪肝切片，瘦猪肉切块，蜜枣对半切开，所有材料一同放入炖盅内，加入适量清水，加盖后隔水炖约2小时，即可调味食用。

注意事项：本汤中的中药材口感偏苦，故建议放入一颗蜜枣调和味道。胆固醇偏高的人只喝汤不吃汤渣（猪肝胆固醇含量高）。

地参粥

材料：地参100克、大枣2颗、粳米50克。

制作方法：将地参的地下茎择洗干净，切碎备用，大枣去核，切片，粳米淘洗干净，将所有材料一起放入锅内，如常法煮粥即可。

注意事项：地参又称为地瓜儿苗、地笋，是一种根茎类的食物，其中地下茎部分可以鲜食或煮粥，嫩叶可以做汤或炒食，有活血、利水、益气的作用。

玫瑰茉莉花茶

材料：玫瑰花10朵、茉莉花5朵。

制作方法：将玫瑰花、茉莉花稍清洗后放入杯中，加入开水，加盖焖数分钟，即可饮用。

注意事项：玫瑰花有理气解郁、活血散瘀的作用；茉莉花有行气止痛，解郁散结的作用，两者搭配适用于肝气郁结、气滞血瘀者。

附表1 常见食物的胆固醇含量（毫克/100克）

食物名称	含量（毫克）	食物名称	含量（毫克）
猪脑	2571	鹅蛋黄	1696
牛脑	2447	鹅蛋	704
羊脑	2004	咸鸭蛋	647
猪肝	288	鹌鹑蛋	515
鸡蛋黄	1510	虾米	525
土鸡蛋	1338	虾皮	428
鸡蛋	585	鹅肝	285
松花蛋（鸭蛋）	608	墨鱼（干）	316
松花蛋（鸡蛋）	595	鸡肝	356
鸭蛋	565	猪肾	354
鸭蛋黄	1576	羊肝	349
鱿鱼（干）	871	鸭肝	341
银鱼	361	牛肺	306
猪皮	304	牛肝	297
猪肺	290	牛肾	295
猪肝	288	鹅肝	285

续表

食物名称	含量（毫克）	食物名称	含量（毫克）
河蟹	267	鲍鱼	242
明虾	273	河虾	240
黄油	296	酥油	227
猪蹄	192	肯德基炸鸡	198

注：以上数据引自杨月欣主编的《中国食物成分表》

附表2 常见食物的总膳食纤维含量（克/100克）

食物名称	含量（克）	食物名称	含量（克）
大麦（麸）	70.0	白芸豆	17.7
麦（麸）	42.4	黄豆	15.0
燕麦（麸）	22.2	芝麻	15.4
麦胚	14.0	杏仁（烤）	11.2
麦粒	12.6	扁豆（小）	11.4
蚕豆	14.5	燕麦面	9.6
杏仁（烤）	11.2	椰子（肉）	9.0
开心果	10.8	核桃	3.8
花生（炒）	8.0	猕猴桃	3.4
空心粉	4.3	绿菜花	3.3
香葱	3.2	玉米（甜）	3.2
梨子	3.0	白薯（煮）	3.0
菠菜	2.6	茄子	2.9
胡萝卜	2.4	韭菜	2.9
草莓	2.2	菠菜	2.6
荠菜	2.0	苹果	2.0

注：以上数据引自《中国营养科学全书》

附表3 常见食物的钠含量（毫克/100克）

食物名称	含量（毫克）	食物名称	含量（毫克）
味精	8160.0	豆瓣酱	6012.0
酱油	5757.0	榨菜	4252.6
萝卜干	4203.0	花生酱	2340.0
腐乳（白）	2460.0	臭豆腐	2012.0
咸鸭蛋	2706.1	葵花子（炒）	1322.0
炸素虾	1440.0	墨鱼（干）	1744.0
虾米	4891.9	鱿鱼（干）	965.3
鲍鱼	2011.7	腊肠	1420.0
方便面	1144.0	火腿	1086.7
开心果	754.0	午餐肉	981.9
紫菜（干）	710.5	叉烧肉	818.8
素火腿	675.9	腊肉	763.9
油条	585.2	炸鸡	755.0
油饼	572.5	奶酪	584.6
咸面包	526.0	奶油	268.0
牡蛎	462.1	松花蛋（鸭蛋）	542.7
蛤蜊	425.7	海参	502.9
虾蓉面	304.0	猪肉松	469.0
挂面（龙须面）	292.2	牛肉干	412.4
腰果	251.3	花生仁（炒）	442.0
海带（干）	327.2	甜菜叶	201.0

注：以上数据引自杨月欣主编的《中国食物成分表》

附表4 常见食物的钾含量（毫克/100克）

食物名称	含量（毫克）	食物名称	含量（毫克）
黄豆	1503	紫菜（干）	1796
黑豆	1377	银耳（干）	1588
白扁豆	1070	冬菇（干）	1155
枝竹	837	辣椒（干）	1085
赤小豆	860	莲子（干）	846
绿豆	787	黄花菜	610
青豆	718	花生仁（生）	587

续表

食物名称	含量（毫克）	食物名称	含量（毫克）
豆腐皮	536	腰果	503
百合	510	黑枣	498
冬枣	375	毛豆	478
百香果	346	椰子	475
菠萝蜜	330	栗子	442
芭蕉	330	瘦羊肉	403
菠菜	311	竹笋	389
芥菜	281	芋头	378
榴莲	261	黑芝麻	358
番石榴（鸡矢果）	235	土豆	347
石榴	231	鸡胸肉	338
黄皮果	226	蘑菇（鲜）	312
柠檬	209	大蒜	302
哈密瓜	190	苦瓜	286
橙子	159	莲藕	243

注：以上数据引自杨月欣主编的《中国食物成分表》

附表5 中国人BMI分类

分类	BMI指数	分类	BMI指数
重度消瘦	<16.5	超重	25~29.9
中度消瘦	16.5~17.5	1级肥胖	30~34.9
轻度消瘦	17.5~18.5	2级肥胖	35~39.9
正常体重	18.5~24.9	3级肥胖	≥40

附表6 不同体力活动所包含的工种

轻体力活动	所有坐着的工作、洗衣、做饭、驾驶汽车、缓慢行走等
中体力活动	搬运轻东西、持续长距离行走、环卫工作、庭院耕作、油漆工、管道工、电焊工、采油工等
重体力活动	重工业劳动、室外建筑、搬运、铸造、收割、挖掘、钻井工人等

Part 7

"小鹿乱撞",心脏病患者性生活怎么办

1. 幸福的婚姻要会"爱"
2. 科学地享受性生活

1 幸福的婚姻要会"爱"

对于健康的人来说，在感情"小鹿乱撞"的时候，性生活是幸福的基石。经常听人说某某有个好老公，夸她们的幸福婚姻，有人直接逮着她问：怎么经营的？有没有秘诀啊？她回头说：没什么秘诀，幸福的婚姻要会"爱"。

那么，患了心血管疾病的病友性生活又如何呢？有调查表明，心脏病患者普遍存在性功能障碍，他们对病情的担忧导致性生活频度减少，从而影响生活质量。性生活过程中曾出现胸闷不适，担心在性活动中出现心脏缺血，是常见的可能引发性活动减少的主要因素。

人们担心性活动时需要的体力活动会增加心脏的负担而引发危险。科学家们对性生活的活动能耗进行了测量，研究结果可能会让我们大吃一惊：性活动持续5~15分钟，平均消耗约为爬两层楼的能量。年轻的、更具活力的性生活，可以两三倍于这个数字，达到剧烈运动阈值。性活动时会有一个温和的心血管反应，心率会上升达到每分钟

120～130次，血压会因高潮而升高，但很少超过170毫米汞柱。虽然这些数字超过静息的水平，但是，这些性生活带来的反应，甚至没有接近重体力活动的最大值对心血管系统的压力大。

2 科学地享受性生活

一项研究显示，当女性达到性高潮时，平均最高心率为每分钟110次，平均氧耗量为2.5个代谢当量；当男性达到性高潮时，平均最高心率为每分钟127次，平均氧耗量为3.3个代谢当量。在性行为过程中，由于个体差异，人体的耗氧量从2.0到5.0个代谢当量不等。

性生活不是享受而是加快死亡？当然不是！一项研究发现：即使您患有心脏病，也不需要刻意避开性生活。一般来讲，冠心病患者进行性活动是安全的，性活动引发心脏病的可能性极低。有研究表明，性生活引起的心脏病发作小于1%，低于由愤怒引起的心脏病发作的风险（3%）和重体力劳动引起的心脏病发作的风险（5%）。根据美国医学协会的统计，对没有心脏病病史的健康个体进行研究发现，性生活导致心脏病的概率是2/100万。有心脏病发作病史的人，性生活中心脏病发作的结果仍然是非常低的，有10~20/100万的风险。心脏病病友经常锻炼之后，这种风险会更低。

性生活能满足男女双方的正常性需求，让双方享受快感，但是这也属于一项高负荷运动。那为了健康，又有哪些需要注意的地方呢？病情稳定的心脏病病友，只要经过医疗评估，例如运动耐量达到3~5个代谢当量，或以一般的速度顺利爬上两层楼，就可以进行性生活了。对于无并发症的心肌梗死患者，如果在轻度至中度的体力活动时没有心脏方面的症状，1周或更长时间后恢复性生活是可行的。

有一些治疗心脏病的药物，例如降压药和β受体阻滞剂，长期使用利尿剂和洋地黄，可能会引起勃起障碍或性欲减退。服用这些药物的病友，如果出现性能力的改变，可以与主诊医生沟通，权衡利弊。

勃起障碍是一种不威胁生命但又影响性生活质量和涉及个人隐私的疾病。心血管病患者中勃起障碍的患病率高于普通人群。

西地那非类的药物能够扩张血管并维持阴茎的勃起，对缺血性心脏病、高血压、糖尿病、器质性及心理性的勃起障碍均有较好疗效。但是心脏病病友在服用硝酸酯类的药物时，如果同时服用西地那非类药物，两药会产生协同作用，有进一步降低动脉血压的风险。所以，在使用硝酸酯类药物的同时，禁止服用西地那非类药物。另外，有充血性心力衰竭、低血压的病友，以及同时服用多种降压药的病友，都不适合服用西地那非类药物。

参考文献

[1] 赵连友，孙英贤，李玉明，等.高血压合并动脉粥样硬化防治中国专家共识.中华高血压杂志，2020, 28(2): 116-123.

[2] Unger T, Borghi C, Charchar F, et al.2020 International Society of Hypertension Global Hypertension Practice Guidelines. Hypertension, 2020, 38(6): 982-1004.

[3] 刘靖，卢新政，陈鲁原，等.中国中青年高血压管理专家共识.中华高血压杂志，2020, 28(4): 316-324.

[4] 阎德文，肖新华.2型糖尿病分级诊疗与质量管理专家共识.中国医学前沿杂志（电子版），2020, 12(5): 38-53.

[5] 中华医学会糖尿病学分会.中国2型糖尿病防治指南（2017年版）.中华糖尿病杂志，2018, 10(1): 4-67.

[6] 中华医学会，中华医学会杂志社，中华医学会全科医学分会，等.冠心病心脏康复基层指南.中华全科医师杂志，2021, 20(2): 150-165.

[7] 丁荣晶，胡大一，马依彤.冠心病患者运动治疗中国专家共识.中华心血管病杂志，2015, (7): 575-588.

[8] 胡树罡，王磊，郭兰.《经皮冠状动脉介入治疗术后运动康复专家共识》解读.上海大学学报（自然科学版），2018, (1): 9-15.

[9] Larry Durstine J, Geoffrey E. Moore, et al. 刘江生，译.波洛克心血管康复医学教科书.北京：北京大学医学出版社，2012.

[10] 中国康复医学会心血管病预防与康复专业委员会.慢性心力衰竭心脏康

复中国专家共识. 中国内科学杂志，2020, 59(12): 942-952.

[11] 中华医学会老年医学会. 老年人慢性心力衰竭诊治中国共识（2021）. 中华老年医学杂志，2021, 40(5): 550-561.

[12] 中华医学会心血管病学分会心力衰竭学组，中国医师协会心力衰竭专业委员会中华心血管病杂志编辑委员会. 中国心力衰竭诊断和治疗指南2018. 中华心血管病杂志，2018, 46(10): 760-789.

[13] Pelliccia A, Sharma S, Gati S, et al. 2020 ESC Guidelines on sports cardiology and exercise in patients with cardiovascular disease. Eur Heart J, 2021, 42(1): 17-96.

[14] Seferovic PM, Ponikowski P, Anker SD, et al. Clinical practice update on heart failure 2019: pharmacotherapy, procedures, devices and patient management. An expert consensus meeting report of the Heart Failure Association of the European Society of Cardiology. Eur J Heart Fail, 2019, 21(10): 1169-1186.

[15] 中国心血管健康与疾病报告编写组.《中国心血管健康与疾病报告2020》概述. 中国心血管病研究，2021, 19(7): 582-590.

[16] 葛均波，徐永健，王辰. 内科学. 9版. 北京：人民卫生出版社，2018.

[17] Williams CA, Wadey C, Pieles G, et al. Physical activity interventions for people with congenital heart disease. Cochrane Database Syst Rev, 2020, 10: CD013400.

[18] Ross R, Blair SN, Arena R, et al. Importance of Assessing Cardiorespiratory Fitness in Clinical Practice: A Case for Fitness as a Clinical Vital Sign. Circulation, 2016, 134(24): 653-699.

[19] 中国营养学会. 中国居民膳食指南. 4版. 北京：人民卫生出版社，2016.

[20] 中国康复医学会心血管病专业委员会，中国营养学会临床营养分会，中华预防医学会慢性病预防与控制分会等. 心血管疾病营养处方专家共

识. 中华内科杂志, 2014, 53(2): 151-158.

[21] 中华医学会小儿外科学分会心胸外科学组, 中华医学会肠外肠内营养学分会儿科学组. 先天性心脏病患儿营养支持专家共识. 中华小儿外科杂志, 2016, 36(1): 3-8.

[22] 杨月欣, 王光亚, 潘兴晶. 中国食物成分表. 2版. 北京: 北京大学医学出版社, 2009.

[23] 杨月欣, 王光亚, 潘兴晶. 中国食物成分表. 6版. 北京: 北京大学医学出版社, 2019.